AF309375

CONSIDÉRATIONS

SUR LA

DYSCRASIE VEINEUSE,

PRÉCÉDÉES DE LA TRADUCTION DU TRAITÉ DE STAHL

INTITULÉ :

DE VENA PORTÆ, PORTA MALORUM

hypochondriaco - splenetico - suffocativo - hysterico - colico - hæmorrhoïdaricrum

(Halle, 1698);

PAR

JULES BRONGNIART,

Docteur en Médecine de la Faculté de Paris,
ancien Interne des Hôpitaux.

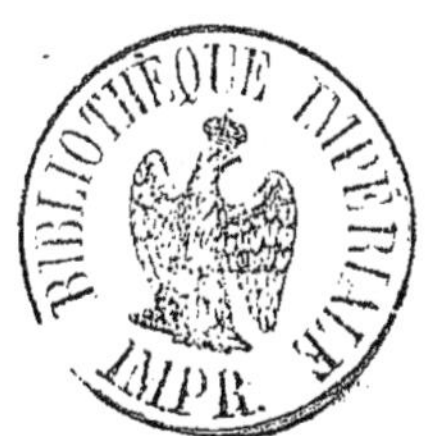

PARIS.

RIGNOUX, IMPRIMEUR DE LA FACULTÉ DE MÉDECINE,

rue Monsieur-le-Prince, 31.

1860

En prenant pour sujet d'étude le traité de Stahl sur la veine porte,
je n'ai pas eu l'intention de faire, à propos de ce traité, l'exposé de
la doctrine de Stahl ; ce travail a déjà été fait et parfaitement fait par
M. Lasègue en 1846.

Encore moins ai-je eu l'idée de faire, à l'instar de M. Albert Lemoine,
une appréciation de l'animisme et de la philosophie stahlienne : outre
que je me sentais incompétent en pareille matière, j'ai cru que pour
un médecin il n'était pas sans intérêt de considérer Stahl à un autre
point de vue, de voir en lui non un philosophe, mais un médecin
praticien, un clinicien consciencieux, de l'étudier dans ses œuvres
d'observation, faites avec tant de sagacité, de profondeur, de génie,
qu'en y changeant quelques mots on pourrait souvent les donner
comme des œuvres modernes.

Dans son système philosophique, Stahl ne part pas de l'âme comme
d'un principe général, et dont il faille d'abord convenir pour devi-
ner ou en déduire par une série de conséquences tous les phénomènes de l'organisme ; mais il part de ces phénomènes, les étudie
en eux-mêmes, dans leurs rapports réciproques, dans les conditions
de leur production. Ce sont là les véritables fondements de sa doctrine, et c'est par induction qu'il rattache ces phénomènes à une
cause substantielle, différente de la matière organique, à l'âme
intellectuelle. Si, en terminant son œuvre, Stahl s'est trompé, si on
doit lui refuser la toute-puissance qu'il donne à l'âme sur les phénomènes vitaux, le plan et le couronnement de son édifice sont mu-

tilés, mais celui-ci reste élevé sur les fondements les plus solides (1).

C'est encore en procédant de même que Stahl est arrivé à établir
sa théorie du phlogistique, qui a fait faire à la chimie le premier pas
vers la connaissance de la véritable constitution des corps.

Les connaissances chimiques des anciens étaient extrêmement
bornées ; ils n'admettaient que quatre éléments, l'eau, l'air, la terre
et le feu, et regardaient tous les corps organiques comme formés de
ces quatre éléments.

Lorsqu'on brûle du bois ou toute autre matière organique, la
combustion donne : 1° des cendres, qu'ils prenaient pour de la
terre ; 2° un liquide mousseux, qui dans le bois s'échappe par la
section des vaisseaux, c'était l'eau ; 3° ils trouvaient l'air dans les gaz
ou fluides aériformes qui brûlent avec le bois ; 4° enfin le feu prési-
dait à la combustion qu'il opérait. Stahl, venant porter la lumière
dans ce chaos, divisa tous les corps en deux classes, ceux qui sont
brûlés et ceux qui sont débrûlés, division que Lavoisier a conservée ;
seulement la découverte de l'oxygène permit à ce grand chimiste
d'établir la vraie théorie de la combustion et de réformer la division stahlienne en appelant oxydes les corps brûlés, et corps simples
les corps débrûlés. Ainsi Stahl, au point de vue de l'observation, était
dans le vrai, et sa division était exacte; mais, quand il en vint à expliquer ce qu'il avait vu, à mettre en théorie son observation, quand il
supposa le phlogistique, il cessa d'être vrai, *absolument parlant.*
D'après lui, tous les corps étaient doués de phlogistique dans leur
état naturel, et perdaient ce phlogistique en brûlant; pour prendre
un exemple, il disait : Le fer contient du phlogistique : s'il perd ce
phlogistique, il devient fer rouillé; s'il perd sa rouille, il reprend
son phlogistique. Il ne remarquait pas que le fer, en se rouillant, en
perdant son phlogistique, augmentait de poids; que la rouille au

---

(1) Dezeimeris, article *Animisme* (Dictionn. en 30 vol.).

contraire, en redevenant fer, en reprenant son phlogistique, perdait de son poids ; singularité apparente que nous expliquons parfaitement maintenant par la présence de l'oxygène dans la rouille, fer déphlogistiqué, et par son absence dans le fer dérouillé ou phlogistiqué. Nous disions plus haut que Stahl avait cessé d'être vrai *absolument parlant ;* c'est qu'en effet, si on fait du mot phlogistique le synonyme de chaleur latente, sa théorie cesse d'être fausse, ainsi que cela ressort du passage suivant, que j'emprunte à M. Sainte-Claire-Deville :

« Lorsque Lavoisier eut détruit le système de Stahl, on ne lui laissa pas le temps d'expliquer les phénomènes physiques de la combustion. Si du phlogistique on dégage l'oxygène, on voit qu'il n'y reste plus que la chaleur latente, et dès lors les idées de Stahl deviennent absolument justes. Les corps simples sont des composés de chaleur et de matière ; la chaleur se dégage par la combinaison, et le composé devient de plus en plus stable et inerte au fur et à mesure que s'étant plus intimement combiné, il a perdu plus de chaleur » (1).

Qu'on nous pardonne cette petite digression dans le domaine de la chimie, à laquelle il est bien difficile de ne pas toucher pour peu qu'on s'occupe de celui qu'on a souvent nommé le père de la chimie moderne, tant sa théorie du phlogistique a eu d'influence sur les progrès de cette science.

Si donc Stahl, grand médecin et grand chimiste, est surtout admirable par le talent qu'il apporte dans l'observation, par le génie avec lequel il généralise ses vues de manière à en faire des lois ; si au contraire il faiblit quelquefois quand il arrive à mettre en théorie ses observations, et à entrer dans le domaine de l'hypothèse, ne voyons pas ce côté faible, et attachons-nous à la partie solide de ses

---

(1) *Comptes rendus des séances de l'Académie des sciences,* 12 mars 1860, p. 538 ; *De la Chaleur dégagée dans les combinaisons chimiques,* par H. Sainte-Claire-Deville.

œuvres, à celle qui, basée sur l'observation, constitue, selon l'expression de Dezeimeris, les vrais fondements de sa doctrine.

Dans ses œuvres pratiques, Stahl cherche toujours à faire progresser la science médicale, comme il le dit en tête de son traité *de Morborum ætatum fundamentis :* « S'il y a quelque chose qui mérite et exige une étude attentive et suivie avec ordre, c'est certainement la pathologie médicale. Il ne suffit pas, en effet, au médecin de comparer avec soin et sagacité les différentes circonstances des cas soumis à son observation ; de tout temps, la pathologie a présenté de nombreuses lacunes, et j'ai toujours pensé que s'efforcer à les combler était un travail non-seulement honorable, mais encore utile et nécessaire. »

Pour arriver à ce but, nous le voyons s'appuyer sur l'anatomie, qu'il appelle la partie fondamentale de toute doctrine médicale (bien loin de la négliger, comme on le lui a reproché), et sur la physiologie, à laquelle il consacre une part non moins large, puisque c'est elle seule qui peut donner la clef de certains phénomènes, souvent considérés comme morbides, et qui n'ont lieu qu'en vue d'un but utile. Dans sa *Theoria medica vera,* après avoir exposé les raisons qui lui font admettre la toute-puissance de l'âme sur l'organisme, il continue :

« J'en ai dit assez pour que l'on m'accorde que l'agent intelligent et voulant, voulant une fin et un tout pour cette fin, doit avoir des organes en rapport avec elle et les diriger en vue de l'atteindre. Quand on reconnaîtra que tout ce qui concerne le mystère de la vie tend régulièrement vers un but déterminé, et qu'une sage et parfaite administration de l'économie vitale ne peut être que l'ouvrage de la nature elle-même ; quand on reconnaîtra que les causes ou les raisons de tant d'appétits qui affectent l'âme aussi bien que les organes n'ont d'autre but réel que la défense et la conservation du corps ; qu'en outre, l'influence des affections de l'âme sur les instincts du corps est incessante et diversifiée de mille manières ; qu'avant tout le concours de la nature est à la fois très-désirable et même souvent absolument nécessaire dans la thérapeutique; que dis-je? qu'il faut souvent se borner à la seconder par tous les moyens que suggère un tact habile : alors et seulement alors, il sera possible d'obtenir une vraie pathologie des affections organiques et d'arriver à la seule vraie méthode médicale » (1).

Dans un autre passage du même traité, il n'est pas moins explicite, quand il dit : « On distinguera dans le corps ce qu'il y a d'actif, d'utile, de nécessaire et de merveilleusement disposé, dans le but de sa conservation, de sa défense ou de son rétablissement. Tout le fond de notre pensée est de donner pour base commune à tous nos enseignements cette vérité féconde, savoir : que le corps humain est, dans le sens le plus simple, le plus rigoureux, quelque chose d'organique, ou plutôt l'organe même de l'âme raisonnable, organe uniquement destiné à servir à ses besoins, à se plier à tous les mouvements extérieurs ou secrets qu'elle lui imprime en vue d'une certaine fin ; par ce moyen seulement, on pourra comprendre soit l'influence morale et pathologique du corps sur l'âme, soit l'influence physique et pareillement pathologique de l'âme sur le corps. »

Plus loin encore, parlant de l'importance des études physiologiques, il dit : « A coup sûr, c'est au défaut de cette base essentielle de toute science médicale qu'il faut attribuer les étranges errements de la pathologie actuelle, qui signale comme autant de symptômes alarmants pour le corps certaines crises ou révolutions de l'économie qui sont précisément destinées à le soustraire à de sérieuses maladies ou même à la mort » (2).

Il ne faudrait pas croire, d'après ces différents passages, que Stahl considérât tous les phénomènes réputés morbides comme des crises salutaires, et qu'en présence d'une maladie il se croisât les bras

---

(1) *De Organismi et mecanismi vera diversitate,* in *Theoria med. vera* (feuilleton de la *Gazette médicale,* 1858, n° 20, par M. Garreau).

(2) Garreau, *Gazette médicale,* loc. cit.

et se bornât à attendre : bien loin d'être le partisan de l'expectation pure et simple (*nuda expectatio*), il a fait un livre pour combattre la satire de Gédéon Harvey, *Ars curandi morbos expectatione*. Dans ce livre, qu'il a intitulé *Ars sanandi cum expectatione*, Stahl veut bien, recommande même, que l'on se serve de l'expectation, mais pas de l'expectation toute brute, qui consiste à ne rien faire et à tout attendre de la nature. Il veut qu'on surveille, qu'on soit tout prêt à faire rentrer la nature dans la bonne voie, si elle tendait à s'en écarter; qu'on sache d'avance ce que l'on attend, et qu'on ait la patience d'attendre jusqu'au bout. Il se félicite de la richesse de la langue allemande, qui a des mots différents pour exprimer ces différents modes de l'expectation :

Warten n'exprime que le fait général et simple de l'expectation ;

Abwarten indique une expectation attentive, qui suit, surveille les progrès, les phases de la maladie.

Par *Erwarten* on exprime cette expectation scrutatrice qui se demande si les différentes phases sont bien venues en leur temps, s'il n'en manque pas quelqu'une, si elles se succèdent bien dans l'ordre de leur évolution naturelle.

Enfin *Auswarten* signifie attendre jusqu'au bout, rester dans les limites d'une expectation salutaire, favoriser le résultat que l'on attend.

Telle était la manière dont Stahl comprenait et pratiquait l'expectation; les résultats qu'il en obtenait étaient bons, puisqu'il s'écriait : « Certes une preuve irréfragable que toutes les théories qui me combattent sont fausses, c'est que la pratique, qui est le témoignage même des faits, ne leur a jamais été favorable. »

Maintenant, pourquoi, voulant étudier Stahl dans ses œuvres pratiques, ai-je choisi le traité *de Vena portæ*, de préférence à tout autre?

En 1855, étant externe à la Salpêtrière, j'entendis M. Cazalis, mon chef de service, prononcer le nom de *dyscrasie veineuse* ; c'était la première fois que ce mot frappait mon oreille. Curieux d'en connaître la signification, je cherchai dans les ouvrages classiques que j'avais entre les mains, et je n'y trouvai rien qui se rapportât à la dyscrasie veineuse. Lorsque je fis part de mon désappointement à mon maître, il me dit que cette question n'avait été étudiée qu'en Allemagne, et qu'on en trouvait le point de départ dans le traité de Stahl, *de Vena portœ, porta malorum*; en même temps, il m'engagea à ne pas étudier encore cet auteur, dont la lecture pourrait me distraire de mes études régulières. Je suivis son conseil; mais lorsque, quelques années plus tard, j'eus plus de loisir, je me mis à lire cette dissertation, dont le titre seul est si bien fait pour piquer la curiosité. Quand, après l'avoir lue et relue, je fus arrivé à me bien pénétrer des idées qu'elle renferme, je fus tout étonné de voir combien peu de chose il faudrait y changer pour la mettre au niveau des connaissances que nous devons aux études hématologiques modernes.

Aux époques les plus diverses, les hommes les plus éminents ont été séduits, attirés par l'idée qu'une des causes possibles de la maladie réside dans l'altération que sont susceptibles de subir, dans leur proportion ou leur nature, les principes élémentaires dont se compose la nature organisée sous ses deux formes, solide et liquide (1). C'est aux altérations de la matière, sous sa forme liquide, que Stahl s'est attaché tout particulièrement; il a étudié avec soin les conditions qui modifient le sang de manière à le rendre moins coulant, à produire ce qu'il appelle l'épaississement (*spissitudo*) de ce liquide; il a minutieusement décrit les phénomènes que l'on observe chez les individus qui présentent cette altération de la crase sanguine, et il a posé, avec la plus grande netteté, les indications thérapeutiques à remplir pour combattre efficacement cet état morbide. En insistant le premier sur la nécessité de l'équilibre entre le travail éli-

---

(1) Andral, *Essai d'hématologie pathologique.*

 minateur et le travail alimentateur, Stahl a ouvert la voie à l'étude des altérations, si nombreuses et si variées, qui peuvent affecter la crase sanguine. Pour qu'on ne croie pas que j'exagère en disant que les altérations du sang peuvent être très-diverses, je ne puis mieux faire que de citer le passage suivant, du traité de physiologie le plus complet, le plus savant, que nous possédions, celui que publie en ce moment M. Milne-Edwards, doyen de la Faculté des sciences. « Le sang, dit-il, est une humeur dont la composition est sujette à des variations considérables ; les matières constitutives de ce liquide s'y renouvellent continuellement, et l'abondance plus ou moins grande de chacune d'elles dépend des rapports qui existent entre l'activité fonctionnelle du travail alimentateur et du travail éliminateur. Dans l'état normal, ces variations ne se produisent que dans des limites déterminées pour chaque espèce zoologique ; mais, dans l'état de maladie, l'équilibre est presque toujours rompu, et la composition du sang s'éloigne plus ou moins de ce qu'elle ne peut considérer comme réalisant sa constitution typique.

« Ainsi il y a tantôt :

« *Spanémie* ou appauvrissement du sang, la proportion des globules rouges étant au-dessous du taux ordinaire.

« D'autres fois il y a :

« *Leucémie* ou excès des globules blancs ;

« *Hypinose* ou défaut de fibrine ;

« *Hyperinose* ou excès de fibrine ;

« *Piarrhémie* ou excès de matières grasses ;

« *Mélitémie* ou excès de matières sucrées ;

« *Urémie* ou excès de principes urinaires ;

« *Cholémie* ou présence de produits biliaires. »

La dyscrasie veineuse, telle qu'elle est décrite en Allemagne, a précisément pour caractère anatomique un état du sang dans lequel nous retrouvons plusieurs de ces altérations (augmentation des globules rouges, diminution de la fibrine) ; il s'y joint des lésions vasculaires, qui portent sur les troncs et les capillaires veineux. Cet état morbide, d'autant plus important à connaître qu'il est lié à une foule de maladies diverses, dont il peut être soit la cause, soit l'effet, ne se trouve mentionné dans aucun traité de médecine française, et cependant il n'avait pas échappé à la sagacité du matérialiste Cabanis. Dans son ouvrage sur les *Rapports du physique avec le moral*, il dit : « Tant que dure la supériorité des forces sur les résistances, la pléthore sanguine est dans le système artériel, et le sentiment de bien-être et de confiance subsiste. Mais, quand l'action de la vie commence à être balancée par la rigidité des parties solides, la pléthore veineuse se manifeste, la sagesse et la circonspection remplacent l'audace, et bientôt les embarras de la veine porte et des viscères abdominaux amènent l'état d'anxiété et la mélancolie. »

J'ai pensé qu'il pourrait n'être pas sans intérêt de faire connaître les idées professées en Allemagne sur la dyscrasie veineuse, en faisant précéder ce travail de la traduction, aussi exacte que possible, de la dissertation de Stahl, qui a ouvert la voie à l'étude de cet état morbide.

Cette dissertation, écrite par Stahl en 1698, fut soutenue, comme thèse inaugurale, par un de ses élèves, Gœtke ; aussi ne devra-t-on pas s'étonner de voir Stahl, en citant ses opinions et ses travaux propres, dans différents passages de cette thèse, supposer toujours que c'est l'élève qui parle, et qui cite son président, en ne lui épargnant pas les éloges.

Le traité *de Vena portæ*, qu'on trouve rarement isolé, fait partie de la collection des thèses anatomiques de Haller (*Disputationes anatomicæ*, t. III, p. 131) ; on le trouve également en tête du traité des *Hémorrhoïdes* de Michel Alberti (Halle, 1722, p. 28).

Pour tracer le tableau de la dyscrasie veineuse, j'ai eu recours presque exclusivement au traité de pathologie de Choulant et Richter, ainsi qu'au traité de Puchelt, intitulé *Das Venensystem in seinen Krankhaften Verhältnissen ;* pour la partie de physiologie pathologique, j'ai largement puisé dans le traité de physiologie de M. Milne-Edwards, dans celui de M. Longet, dans les travaux de Magendie, de MM. Andral et Gavarret, Becquerel et Rodier, F. Simon, Claude Bernard, Gubler, etc.

DE VENA PORTÆ,

PORTA MALORUM

HYPOCHONDRIACO - SPLENETICO - SUFFOCATIVO - HYSTERICO - COLICO - HÆMORRHOIDARIORUM.

***

PRÉFACE.

La circulation du sang est une découverte de notre siècle, presque de l'époque actuelle ; c'est à peine s'il y a doute à cet égard. Cependant quelques personnes pensent qu'Hippocrate et ses successeurs la connaissaient. S'ils entendent par là que le médecin de Cos en avait quelque idée, qu'il l'avait en quelque sorte pressentie, je suis tout à fait de leur avis ; mais, s'ils croient qu'il en avait une connaissance exacte et approfondie, je mets en fait qu'ils ne peuvent prouver ce qu'ils avancent, et que quiconque examinera la question avec soin n'admettra pas qu'il puisse encore aujourd'hui exister la moindre incertitude à cet égard.

La réalité de la circulation et son utilité sont incontestables : les ligatures faites sur des corps vivants, et surtout les valvules fixées aux parois des vaisseaux, et admirablement disposées pour favoriser mécaniquement le cours du sang, ne prouvent-elles pas la réalité de son existence ? Quant à son utilité, un choc perpétuel du sang n'est-il pas nécessaire pour lui conserver sa fluidité et le préserver de la coagulation? ne faut-il pas aussi qu'il se débarrasse çà et là de principes étrangers, ténus, salins, âcres, aqueux, muqueux?

J'avoue cependant franchement que je n'ai jamais vu nulle part, qu'il ne m'est jamais tombé sous la main, aucune dissertation qui expliquât catégoriquement où se passent ces deux actes : choc fluidifiant et dépuration spécifique; cependant cette comparaison devrait, ou du moins pourrait amener à comprendre pourquoi on observe un plus grand choc du sang dans certains points de l'économie, où il faut obtenir une plus grande dissociation de ses éléments, la résolution d'une partie de la masse en sérum, et par là la diminution de sa totalité; pourquoi au contraire d'autres points sont le siége d'une plus grande congestion sanguine, et sont tout particulièrement disposés pour cela; pourquoi enfin, si dans ces derniers points il se présente quelque obstacle au cours du sang, on verra s'y produire plus facilement que dans les premiers, et par une aptitude toute mécanique, des infarctus, des stases, des inflammations. Nous passons sous silence beaucoup de conséquences variées, plus légères, qui certainement trouvent là mécaniquement leur raison d'être.

Il y a là des questions immenses : Pourquoi le sang, quoiqu'il puisse et ait l'habitude de s'accumuler dans certaines parties spéciales, ne peut-il cependant rester simplement nulle part stationnaire, sans causer ou souffrir des obstructions? Quel est le vrai mode de production, quelle est l'action sinon efficace, du moins tendant mécaniquement vers un but utile, du refroidissement, du frisson, dans le paroxysme de certaines fièvres? Toutes ces questions, qui dépendent mécaniquement ou finalement du mouvement de la circulation, questions déjà étudiées, mais qui n'ont jamais été élucidées, j'aimerais bien mieux qu'on me les enseignât que de les enseigner aux autres.

De même que l'ensemble de ce beau mécanisme mériterait au plus haut degré une connaissance certaine et approfondie; de même l'étude active et soigneuse de ce mouvement particulier, de cette sorte de circulation propre, qui se rattache à la veine porte , cette étude, dis-je, offre la plus grande utilité.

Le système de la veine porte diffère du reste de la circulation par des circonstances remarquables; il présente une structure qui lui est propre et avantageuse, et il établit des relations étroites entre des organes que leur situation éloignée semblait séparer. Toutes ces considérations autorisent donc à en faire une étude approfondie plus que toute autre.

L'œuvre que nous entreprenons ne consistera pas seulement à chercher et à construire une histoire physico-mécanique; elle aura surtout un but d'utilité médico-pathologique, et tendra à établir, avec une certitude basée sur les phénomènes physico-mécaniques, la véritable étiologie tant pathologique que thérapeutique de différentes maladies, telles que les affections hypochondriaques, hystériques, spléniques, hémorrhoïdales, coliques, cardialgiques ; telles que les hématémèses, les maladies menstruelles, suffocantes, ictériques, ascitiques, convulsivo-épileptiques, etc.

Comme nous pensions que ce n'était pas chose facile de traiter une telle question avec toute la brièveté et toute la clarté désirables, nous avons entrepris de donner notre travail comme épreuve publique, implorant la grâce divine de nous venir en aide pour assurer le succès et l'utilité de notre entreprise.

PREMIÈRE PARTIE.

ANATOMIE.

De la situation et de la structure de la veine porte.

Il n'est pas nécessaire de s'étendre longuement sur le nom de
vena portæ; il ne sera pas inutile cependant d'en dire quelques
mots.

Hippocrate, dans son Anatomie, dit : Dans le foie, il y a deux éminences nommées portes; d'où Galien (*de Usu partium,* liv. IV, chap. 2)
conclut qu'un homme de l'antiquité, sans doute habile naturaliste,
a imposé à ces éminences le nom de *portes.*

Vésale (*de Fabrica corporis humani*) affirme que d'après Galien,
un habile naturaliste, antérieur à Hippocrate, a imaginé le nom de
portes. A cette opinion se rangent d'autres anatomistes, entre autres
Riolan, qui, au livre II, chap. 20, de son *Enchïridium anatomicum,*
signale que l'hiatus situé à la face concave du foie s'appelle *porte,*
et notre veine, *vena ad portas.*

Colombus n'en dit qu'un mot, Laurentius et Veslingius en font à
peine mention.

Tous ces auteurs et ceux qui les suivirent pensaient que la veine
porte reçut ce nom, parce que c'est par elle, comme par une porte
d'entrée, que le chyle entre dans le sang (d'après des auteurs plus
anciens, le chyle entre dans le foie, où il est transformé en sang).

Mais Casaubon paraît avoir une opinion mieux fondée, quand il
pense que ces éminences ont reçu le nom de *portes,* parce que c'était
surtout sur ces parties du foie des animaux qu'était dirigée l'atten-

tion superstitieuse des devins, qui tiraient des horoscopes d'après l'examen des entrailles des animaux.

Hoffmann, savant et célèbre médecin critique, cite aussi cette opinion d'après Hesychius, qu'il commente savamment, en même temps qu'il cite Mersius dans le commentaire sur le traité de Galien *de Usu partium*, où nous trouvons ce nom : fente des aruspices (διασφαγῆς) ou trou d'Hérophile.

Les Arabes l'appellent quelquefois veine lactée, quoique Avicenne emploie le mot de veine porte ; seulement il lui attribue la fonction de porter au foie la nourriture, c'est-à-dire le chyle ou lait. Telle est aussi l'opinion de Haly.

En résumé, de quelque source que soit venue l'expression de veine porte, elle est aujourd'hui adoptée partout.

La veine porte est située dans l'abdomen ; ses branches appartiennent spécialement, d'une part, à la face inférieure du foie, d'autre part, à l'estomac, la rate, l'épiploon, le mésentère, les intestins, et chez la femme, par quelques rameaux, au col de l'utérus.

L'étude approfondie de sa structure, négligée par Colombus, Veslingius et Dulaurens, a été parfaitement faite par des auteurs plus soigneux. Vésale est celui qui l'a le mieux rendue dans ses dessins, dont les uns, gravés sur bois, sont intercalés dans son ouvrage latin, tandis que les autres, reproduisant les mêmes figures, mais gravés sur cuivre, ont paru sous le nom de *tables* et ont été imprimés à Nuremberg en 1551.

Quant à l'origine remarquable du rameau hémorrhoïdal interne naissant du rameau splénique, personne ne l'a mieux représentée par une figure que Philippe Verheyen, dont les dessins méritent le même éloge dans beaucoup d'autres parties.

La veine porte se divise en un tronc et en ramifications diverses. Le tronc et les ramifications qui se distribuent au foie portent spécialement le nom de *veine porte ;* tandis que les divisions inférieures ont reçu le nom de *veines mésaraïques*, à cause des parties qu'elles traversent. Cette portion inférieure se subdivise en plusieurs branches, dont deux considérables, qui sont la grande mésaraïque et la veine splénique ; les autres, moins importantes, sont les veines gastriques et la pancréatico-duodénale. Il n'est pas rare de voir chez les animaux la veine gastrique inférieure, ou gastro-épiploïque, naître de la veine splénique.

La veine splénique, tout près de son embouchure dans le tronc de la veine porte, fournit une branche remarquable et volumineuse, la veine hémorrhoïdale interne, qui, se dirigeant aussitôt en bas, se distribue à la portion inférieure du rectum, qu'elle entoure dans l'étendue de la main environ ; l'autre portion de la veine splénique, assez volumineuse, se dirige à gauche vers la rate même, dans laquelle elle pénètre bientôt et où elle se perd pour ainsi dire chez l'homme ; chez les animaux au contraire, la veine splénique, pénétrant dans la rate par des rameaux volumineux, en envoie quelques-uns à l'estomac. Chez l'homme aussi, la rate est unie à l'estomac par une sorte de houppe vasculaire ou par un rameau veineux d'un certain volume, qui se distribue au grand cul-de-sac, portion ronde située au-dessous de l'orifice supérieur ou œsophagien ; c'est ce qu'on appelle les vaisseaux courts.

La seconde branche de la veine porte, également volumineuse, se partage en beaucoup de rameaux plus petits, qui, se divisant à leur tour en une infinité de ramuscules de plus en plus déliés, portent le nom de *veines mésaraïques* : celles-ci, comme nous l'avons déjà dit, en nombre peu considérable d'abord et souvent variable, se ramifient bientôt, et, envoyant çà et là des rameaux grêles à la substance même du mésentère, se distribuent par des branches considérables à tous les intestins. On observe ici, chez l'homme comme chez les animaux, une remarquable disposition en arcades, grâce à laquelle plusieurs de ces petites branches, revenant des intestins vers le centre du mésentère et se jetant dans des branches plus grosses, sont réunies dans un espace étroit, et, par un admirable mécanisme, viennent d'un vaste circuit former une collection centrale et resserrée, bel exemple de la simplicité du mécanisme qu'on retrouve dans la structure de toutes les parties du corps.

Les extrémités de ces vaisseaux se distribuent en rameaux nombreux à la tunique moyenne de l'intestin, connue sous le nom de *tunique nerveuse* (1), et il est facile de s'assurer à l'œil nu de l'extrême division des vaisseaux en ce point ; les branches plus grosses d'où émanent ces petites ramifications cheminent entre les fibres de la tunique plus extérieure ou musculeuse. On comprend donc que, lorsque les intestins se contractent, le libre cours du sang soit entravé par la tension des fibres musculaires.

Le rameau splénique de la veine porte part du côté droit du corps, presque du milieu du foie, et se dirige à gauche, transversalement, vers la rate, en passant derrière la face postérieure de l'estomac et en rasant le bord supérieur du grand épiploon, auquel il fournit quelques ramuscules en ce point, surtout chez les animaux. Cette veine volumineuse, qui parcourt la plus grande partie du duodénum, rampe entre la surface de cet intestin et le pancréas, sur lequel il est étendu, de sorte que ses nombreuses branches, qui d'un côté vont au duodenum, de l'autre vont au pancréas, établissent entre ces deux organes une union intime.

Les ramifications de la veine porte qui se distribuent au foie ne pénètrent pas seulement (comme c'est l'opinion ancienne et vulgaire) à la partie moyenne de sa face inférieure, où il offre une forme concave (*pars sima*), mais des rameaux très-abondants traversent tout le fond du foie ; on ne peut nier cependant que les grosses branches qui forment les premières divisions du tronc primitif ne soient principalement destinées à cette face inférieure et surtout à sa partie médiane transverse, d'où cependant elles émettent en tous sens des ramifications de plus en plus petites.

Nous devons parler ici de la particularité remarquable que présente la structure du foie par rapport à ces ramifications de la veine porte ; toutes les cavités de la substance du foie dans lesquelles pé-

---

(1) Tunique nerveuse, aujourd'hui tunique fibreuse.

nètrent les rameaux de la veine porte sont tapissées par des prolongements de la membrane externe superficielle qui enveloppe toute la surface du foie ; de sorte que nulle part, aussi loin que l'œil le plus exercé et le scalpel le plus habile puissent aller, nulle part la veine porte ne marche au milieu même de la substance du foie, et que partout on la voit enveloppée de la membrane propre, qui lui forme pour ainsi dire une gaîne.

Cette disposition en a imposé à quelques auteurs, en leur faisant croire que cette portion de la veine porte qui se distribue au foie avait une double tunique à la manière des artères. Cette erreur les a conduits à une autre : ils ont supposé que cette portion de la veine porte avait un mouvement pulsatile, en vertu duquel le sang qu'elle renferme traversait le foie pour gagner les rameaux de la veine cave. Tout cela n'est qu'imagination, comme tout ce qu'on a attribué aux pulsations des artères.

Deux circonstances réfutent surabondamment cette opinion : d'abord cette tunique engaînante n'adhère nulle part intimement à la membrane propre de la veine porte, mais bien à la substance même du foie ; ensuite, dans cette même enveloppe, on trouve à côté des rameaux de la veine porte un nombre égal de divisions du canal cholédoque, et la dissection montre parfaitement que ces deux ordres de vaisseaux sont assez lâchement entourés par cette membrane protectrice. Une antique opinion est aujourd'hui, comme bien d'autres vieilleries surannées, exhumée pour ainsi dire de l'oubli ; elle consiste à croire que le passage de vaisseaux de plus en plus étroits dans d'autres également étroits, mais devenant progressivement plus larges, se fait par anastomoses ; c'est-à-dire que les extrémités d'un vaisseau afférent s'abouchent aux petits orifices des extrémités du vaisseau efférent, ou plutôt que ces extrémités, par une sorte de flexuosité, se transforment elles-mêmes en ramifications plus volumineuses. Ce qui revient à dire que dans notre cas, par exemple, les rameaux hépatiques de la veine cave ne sont autre chose que les continuations de la veine porte elle-même, qui, divisée au milieu de son parcours en une infinité de rameaux grêles, reprend, à sa sortie du foie, la forme d'un canal unique et volumineux, par la transformation de ses rameaux grêles en rameaux plus larges et par cela même moins nombreux.

Notre savant président a suffisamment démontré, dans sa dissertation sur le mécanisme du mouvement du sang, quelles sont les raisons qui combattent cette opinion et la rendent peu probable. Entre autres choses, il fait remarquer qu'*a priori* une telle structure n'est pas nécessaire; qu'*a posteriori* une collection liquide une fois formée ne pourrait jamais arriver à se résoudre. Or journellement nous en voyons des exemples; ainsi lorsqu'on ne perce pas les phlyctènes causées soit par une marche excessive, soit par une brûlure, leur sérosité est résorbée par les vaisseaux. Il est donc inutile de nous étendre ici longuement sur ce sujet. L'expérience et les dissections viennent à l'appui de notre manière de voir; il est vrai que quelques anatomistes des temps reculés ont parlé de semblables anastomoses et les ont même représentées par des figures, mais ils sont contredits par des auteurs dont l'habileté en pareille matière doit évidemment inspirer toute confiance; qu'il nous suffise de citer Glisson et Malpighi. Laissant donc de côté ces inosculations réciproques, parlons plutôt de la situation des ramifications importantes de la veine porte hors du foie, entre les deux feuillets du mésentère; les vaisseaux rampent entre ces deux feuillets, dont l'un leur est supérieur et l'autre inférieur, de telle sorte qu'une pression, un resserrement peut diminuer leur calibre et gêner ainsi le cours du sang.

Il faut aussi remarquer ici que le point central, pour ainsi dire, du mésentère, où les divisions de la veine porte se séparent de son tronc, que ce point, dis-je, du mésentère est intimement adhérent par des fibres celluleuses à ces prolongements du diaphragme qui, au niveau des dernières vertèbres thoraciques, dégénèrent en fibres tendineuses. Ceci nous explique la cause mécanique des troubles fonctionnels du diaphragme, tels que suffocations, soupirs, anhélations, qui surviennent généralement lorsqu'il y a quelque dérangement du côté de la veine porte.

Notons aussi, dans le système de la veine porte, l'absence des valvules qu'on rencontre dans le système veineux général ; nous croyons pouvoir expliquer cette absence par le trajet flexueux et accidenté de cette veine à travers les intestins et le mésentère ; le tronc même de la veine porte, à sa sortie du mésentère, fait avec le foie un angle, obtus il est vrai, qui s'oppose à ce que le sang puisse trop facilement refluer du tronc dans les racines.

Quant aux rameaux eux-mêmes, grâce à leur disposition en arcade, s'il s'opérait un reflux dans l'un d'eux, rien ne serait plus facile que le passage du sang dans un de ces arcs communs à plusieurs branches.

Il ne faut pas oublier que les rameaux hépatiques de la veine porte sont suspendus et protégés au milieu de la substance du foie de manière à conserver une libre cavité qui ne peut ni s'aplatir ni se fermer, de sorte que, leur calibre restant toujours béant, la circulation du sang s'y fait rapidement. Les rameaux de la veine cave, intimement unis par leurs parois au tissu même du foie, conservent un calibre toujours béant, qui assure au sang venant de la veine porte un passage facile.

Nous ne pouvons pas passer sous silence les rapports qu'affecte avec la veine porte la veine ombilicale, quoique ce point d'anatomie se rattache plutôt à l'histoire du foie qu'à celle de la veine porte. Il n'y a pas un auteur moderne qui mette en doute la réunion de la veine ombilicale à la veine porte, mais tous ne s'entendent pas sur la manière dont elle a lieu.

Veslingius et son commentateur Blasius établissent que la veine ombilicale se termine à la veine porte.

Bartholin, dans son *Anatomia renovata* (car il n'en avait pas parlé dans son *Anatomia reformata*), fait aller la veine ombilicale jusqu'à la veine cave, où elle se jetterait tout près de l'auricule droit du cœur ; il dit cependant qu'elle communique avec la veine porte par un trou ou, selon son expression, par une perforation.

Marchettis dit qu'elle se termine par deux branches, dont l'une s'abouche à la veine porte, et l'autre à la veine cave.

Verheyen soutient la même opinion, c'est-à-dire que la veine ombilicale va en partie à la veine porte, en partie à la veine cave ; le passage de la veine ombilicale dans la veine cave peut être démontré, selon lui, en y faisant passer non-seulement de l'air, mais même un stylet de dimension ordinaire.

Dans cette occurrence, il est difficile de s'en rapporter exclusivement à l'un de ces auteurs ; comme il arrive souvent d'observer de grandes différences anatomiques, il faudrait examiner si ces diverses opinions sont fondées sur des dispositions constantes ou seulement sur des anomalies.

Notons toujours ce point capital, sur lequel tout le monde s'accorde, savoir : que la veine ombilicale communique avec la veine porte ; quant à ce qui concerne sa communication avec la veine cave, la manière dont elle s'opère, le volume de la branche de communication, et la constance du fait même, il faut que des recherches ultérieures viennent nous éclairer.

Rappelons, en finissant, que les anciens ont comparé le système de la veine porte à un arbre, d'où est venue cette expression grecque souvent employée par Galien : στελεχιάιας (de στέλεχος, arbre). Cette comparaison est réellement très-juste : aussi l'approuvons-nous et pensons-nous que tout le monde fera comme nous, d'autant plus que le mouvement des liquides dans cette veine répond à la distribution du suc nourricier dans l'arbre.

Aussi faut-il chercher à pénétrer quelle est la véritable opinion d'Henri Pauli. Dans son *Anatomie de l'Anatomie de Bilsius*, se demande-t-il (comme l'indique la table de l'Anatomie de Veslingius, commentée par Blasius) si c'est avec raison que la veine porte est comparée à un arbre, ou seulement s'il est vrai qu'elle reçoive par les veines mésaraïques le suc nourricier des intestins et de l'estomac, pour le transmettre à la veine cave, ou, comme le voulait Riolan, au tronc cœliaque? Mais c'en est assez sur ce sujet.

SECONDE PARTIE.

PHYSIOLOGIE.

Du cours du sang et de son itinéraire dans la veine porte.

L'*anatomie*, partie fondamentale de toute théorie et doctrine médicale, nous éclaire sur la structure des parties, leur nombre, leur forme, leur texture, leur siége et leurs rapports; quant à leurs usages, au rôle que leur fait jouer, dans le corps vivant, la nature dont ils sont les instruments, c'est à la *physiologie* de nous l'apprendre; aussi l'appelle-t-on souvent la nature.

La fonction de la veine porte, comme celle des autres veines, est de transporter le sang, ou, pour être plus exact, de rapporter le sang des parties vers le cœur.

Elle diffère cependant de tout le système veineux, et voici en quoi : tandis que les autres veines vont en augmentant progressivement de calibre et finissent par aboutir à un seul canal volumineux, la veine cave, qui verse promptement son contenu dans le ventricule droit du cœur, du côté de la veine porte, la chose se passe tout autrement; car, en pénétrant dans le foie, elle se divise en ramifications de plus en plus petites.

Le sang venu des petites ramifications disséminées dans les tuniques de l'intestin et principalement dans la tunique nerveuse, celui qui vient de la rate, de l'épiploon, de l'estomac, du pancréas, passant de petits vaisseaux dans de plus gros et venant se réunir en un seul tronc, celui de la veine porte, ce sang se comporte comme dans le reste du système veineux ; mais, à partir de ce point, il est forcé de passer du tronc dans une voie plus étroite, par des canaux ou rameaux de plus en plus grêles, et, au lieu d'avoir seulement à effectuer très-facilement un mouvement rétrograde de canaux étroits dans de plus larges, il vient d'un espace large se presser pour ainsi dire dans un défilé resserré. C'est surtout au point de vue de la circulation des liquides que la veine porte peut être justement comparée à un arbre.

De même, en effet, que dans un arbre, le suc, aspiré par les racines et poussé vers le tronc, est distribué du tronc dans les branches, et arrive à leurs extrémités jusque dans les fibres et les nervures des feuilles ; de même ici le sang, amené par les artères cœliaque et mésentériques, est puisé par les veines mésaraïques, splénique, gastriques, épiploïques, duodénale, et conduit par elles au tronc de la veine porte ; de là il est poussé dans les branches, rameaux et ramuscules hépatiques, qui le distribuent à la substance du foie ; puis, de cette substance, il passe dans les radicules de la veine sus-hépatique, origine de la veine cave, ce vaisseau si volumineux. Il n'y a pas à douter que l'itinéraire du sang à travers la veine porte ne soit bien tel que nous venons de le décrire ; quant à la nature du liquide qui circule dans ce système, c'est une question déjà soulevée autrefois, et reprise surtout dans ces dernières années. Est-ce du sang ordinaire, en tout conforme au reste du sang? ou bien est-ce un sang particulier, différent du reste du sang? ou bien encore, est-ce du chyle, du suc nourricier, soit pur, soit mêlé avec du sang?

Les dissections nous montrent positivement que c'est du sang que renferme la veine porte ; quant à vouloir démontrer qu'il diffère du sang veineux ordinaire, chez un individu sain qui a mangé une dizaine d'heures auparavant, et qui a pris de l'exercice, ce serait une tentative inutile.

En effet, ce que les anciens ont dit de la crudité de ce sang n'était pas le résultat de l'expérience, mais une pure hypothèse; n'étant pas sûrs du cours perpétuel et de la circulation du sang, voyant ces veines se ramifier abondamment dans l'intestin; ne connaissant pas d'ailleurs d'autres voies par où le chyle, portion nourricière des aliments, pût être séparé des fèces épaisses et distribué à tout le corps; voyant en outre chez les embryons la veine ombilicale se jeter dans la veine porte et se distribuer au foie, ils conclurent de tout cela que le chyle lui-même pénètre dans les veines mésaraïques et y est bientôt converti en sang; mais pour eux ce sang était cru, peu fluide, et n'acquérait toute sa fluidité et sa subtilité que dans le foie, sorte de laboratoire où s'élaboraient ces qualités. (Voyez Riolau, *Anthrop.*, t. II, c. 21, n° 4.)

Disons cependant que la plupart des auteurs pensent que la veine porte renferme un sang de qualité parfaite, non-seulement semblable à celui de la veine cave, mais même plus riche en esprit végétatif, à cause de sa plus grande proximité du foie; ce sang, d'après eux, servirait à la nutrition des intestins, et des autres parties auxquelles se distribuent les ramifications de la veine porte (Laurentius, lib. IV, cap. 4; Archangelus, titre 13; Bauhin, lib. I, cap. 18, etc.).

Les auteurs plus récents, dans le premier tumulte des discussions qui s'élevèrent à propos des vaisseaux lactés et de la circulation, refusèrent à la veine porte et aux veines mésaraïques, ses origines, tout rapport avec le chyle et toute participation à sa transmission; de là résultèrent ces nombreux mémoires qu'il serait trop long seulement de citer, les uns en faveur de Bils, les autres contre lui (voyez Pecquet, *Exerc. anat.*; Heemsterhuys, *Messis aurea;* Stenon, *Observ. contre de Bils;* Pauli, *Anatome anatomes Bilsianæ*).

Cependant, lorsque le premier élan fut calmé, et qu'il fut permis aux esprits curieux de respirer loin des querelles des partis, on vit, par des expériences variées, que les veines mésaraïques absorbent et transmettent au foie, mélangé avec le sang, au moins autant de chyle que le font les vaisseaux lactés. C'est ce qu'ont démontré expérimentalement et rationnellement en partie de Bils et Hornius, en partie Swammerdam et Deusingius, et même Willis. L'expérience recommandée par le célèbre Bohnius, dans ses *Exercices physiologiques* (voy. chap. 22), jette la plus vive clarté sur ces questions. Cette opinion du reste est bien faite pour plaire : *a posteriori*, puisqu'elle est le résultat de l'expérimentation, et *a priori*, car rien ne s'oppose à sa possibilité; au contraire, plusieurs raisons et différents phénomènes confirment surabondamment la vérité de ce mélange du chyle et du sang.

1° D'abord, et en thèse générale, nous voyons que le chyle, même cru et encore laiteux, peut être charrié avec le sang, tant à l'état normal dans l'acte de la sécrétion abondante du lait, qu'à l'état anormal chez les fébricitants qui commencent à reprendre quelque force; si on les saigne, on voit le caillot nager dans une quantité remarquable de sérum chyleux ou laiteux.

2° En second lieu, la situation même des veines mésaraïques semble indiquer qu'elles sont destinées à cet usage ; car il est sans exemple dans l'économie de voir des vaisseaux sanguins se terminer sur une membrane par des ramifications presque innombrables. Ces membranes, et principalement celle qu'on nomme tunique nerveuse de l'intestin, n'ont aucun besoin d'un afflux aussi copieux de sang; et cependant ici nous trouvons une quantité innombrable de vaisseaux non-seulement veineux, comme la dure-mère nous en offre un exemple, mais encore artériels. Cette disposition existe soit en vue de la membrane elle-même, soit en vue de quelque autre partie située dans son voisinage. Ce ne peut pas être pour la membrane, qui non-seulement par elle-même n'a pas besoin de sang, mais qui pourrait même trouver dans ce sang une cause d'altération ; que reste-t-il donc, si ce n'est une tunique glanduloso-villeuse ? Est-ce donc pour elle, direz-vous, que le sang afflue en si grande abondance ? Oui, certes, uniquement pour elle; il sert à la sécrétion d'un mucus séreux qui doit être excrété. Il n'entre pas dans notre sujet de parler ici longuement de cette sécrétion ; nous devons seulement faire remarquer que, dans ce but, les artères se terminent aux glandes miliaires ou, comme le veulent quelques auteurs, aux glandes circulaires et annulaires de la tunique villeuse, et que les veines s'y trouvent également pour remporter le sang de ces glandes. Or cette tunique villeuse est pour ainsi dire le filtre intérieur de l'intestin, par l'intermédiaire duquel le chyle passe dans les vaisseaux lactés ; cette proximité de situation fait présumer que les ramifications veineuses, outre le sang qu'elles charrient principalement, et à tous moments, sont aussi accessoirement, à certains instants, chargées de transporter une partie du chyle.

3° Cela est d'autant plus probable que c'est également la manière dont se comportent les vaisseaux lactés, auxquels personne ne conteste aujourd'hui la fonction de transporter du chyle ; ce n'est que secondairement et à des moments déterminés qu'ils reçoivent le chyle et le transportent, tandis que leur rôle ordinaire et continuel est de charrier la lymphe. En effet, il est bien positif, bien avéré, que les mêmes vaisseaux qui en tout temps et continuellement sont lymphatiques, à certains moments, savoir, deux ou trois heures après le repas, disparaissent et prennent une apparence laiteuse, due à ce que le chyle vient se mêler à la lymphe qu'ils contiennent d'habitude.

4° Un quatrième argument qui milite en faveur de notre opinion, c'est que les lymphatiques nombreux et volumineux qui sortent du foie ne semblent pas pouvoir tirer leur lymphe uniquement du sang artériel de cet organe ; car le rameau hépatique du tronc cœliaque n'est pas assez volumineux pour fournir au foie une quantité de lymphe qui suffise à remplir des vaisseaux si gros et si nombreux. Nous ne parlons pas de l'absence de lymphatiques lactés dans la classe des oiseaux.

Ainsi donc les veines mésaraïques, outre du sang, renferment et transportent du chyle et de la lymphe, et remplissent ce rôle particulier avec celui qui est propre au reste du système veineux ; s'il n'en avait pas été ainsi, on n'aurait pu comprendre dans quel but la veine porte se fût ramifiée dans le foie, surtout si on lui donnait, comme au reste du sang veineux, un rôle d'élimination.

On ne peut pas dire que cette disposition particulière ait eu lieu en vue des fonctions et des usages de la rate. Il suffit en effet de se rappeler que le rameau qui s'étend de la veine porte à la rate n'a pas d'autre usage que de rapporter le sang qui sort de ce viscère ; il en est de même des vaisseaux courts, qui ne font que recevoir et rapporter le sang qui leur vient des tuniques de l'estomac. Quant à ce qui peut se passer dans les cas pathologiques, quant à ce que nous voyons souvent arriver dans les vomissements de sang et dans les vomissements noir de suie, nous en parlerons plus bas.

Voilà ce que nous savons de l'itinéraire du sang, du chyle, et de la lymphe, dans la veine porte et à travers le foie ; dans tout ce que nous venons de dire, nous avons été devancé ou approuvé par la plupart des physiologistes de notre époque.

Une autre question, qui du moins, à notre connaissance, n'a jamais été convenablement traitée par un savant, c'est celle du mouvement actif du sang de la veine porte, de l'impulsion qui lui communique son mouvement passif et le fait avancer.

Nous ne parlons pas ici de la cause efficiente première. Essayer de bâtir quelque chose de solide sur une pareille question, à propos de n'importe quel phénomène de la nature, serait un travail fastidieux ; quant à espérer trouver quelque chose dans les opinions déjà émises à ce sujet, ce serait peine inutile : c'est donc de la cause mécanique organique que nous voulons parler.

Le raisonnement et l'observation s'accordent pour refuser au sang de la veine porte un agent moteur spécial, et tout esprit attentif devra tenir compte des circonstances matérielles mécaniques qui président à ce mouvement : d'une part, c'est la disposition merveilleuse des voies ; d'autre part, la nécessité d'un agent commun, destiné à la propulsion du sang. Il faut donc chercher quel peut être cet agent.

Pour ce qui est de la merveilleuse disposition des voies que doit parcourir le sang, nous avons déjà parlé plus haut de la manière dont les rameaux de la veine porte sont suspendus dans l'intérieur du foie, fixés, au moyen de la membrane propre, dans des espèces de cavités destinées à les loger, ce qui leur assure un calibre toujours cylindrique.

Notons aussi la direction rectiligne de ces vaisseaux, direction tellement constante et invariable, qu'aucun ramuscule, même des plus petits, ne peut être réfléchi, courbé, comprimé, en un mot, gêné dans l'accomplissement du rôle qu'il joue dans la transmission du sang.

La substance glanduleuse et solide du foie est interposée à ces vaisseaux, qu'elle entoure et maintient tellement bien, qu'ils sont forcés de garder leur direction, et ne peuvent ni se dévier ni se mêler, s'intriquer, en un mot, subir aucune perturbation.

Venons maintenant à l'agent qui doit effectuer la propulsion du sang à travers les voies que nous venons de décrire. Où pourrions-nous en trouver un plus remarquable et en même temps plus rapproché de la veine porte que la respiration elle-même? Dans l'acte respiratoire, le diaphragme s'aplatit, et les muscles de l'abdomen sont tendus : par le premier de ces phénomènes, le foie est légèrement abaissé ; par le second, les intestins sont refoulés de manière que le sang est repoussé dans le mésentère jusqu'à son centre, c'est-à-dire jusqu'au tronc de la veine porte. Ainsi pressé, le sang rencontre un obstacle, le foie lui-même ; mais, comme le tissu n'en est pas comprimé et encore moins les vaisseaux qui le parcourent, il y pénètre rapidement et y progresse par suite de la pression qu'il subit.

Ainsi le mouvement respiratoire est le principal et le plus énergique agent d'impulsion de la circulation portale, il est continu et égal ; mais il en existe encore un autre tout spécial, inégal, tranquille avant tout, silencieux, pour ainsi dire, et qui modère le premier : c'est le mouvement tonique.

Ce mouvement tonique, signalé de tout temps dans les intestins, y est connu sous le nom de *mouvement péristaltique*. Dans le mésentère, on ne le remarque pas généralement à l'état sain, mais il est facile de l'y observer à l'état morbide ; il produit alors des exacerbations spasmodiques tant dans le hoquet que dans les étouffements et les oppressions subites des femmes : dans ce dernier cas, il semble se passer au centre de l'abdomen, et produit une sensation de compression, comme si l'on appuyait subitement les deux mains sur le fond du ventre. Nous aurons occasion de revenir plus loin sur ces phénomènes.

Si l'on tient compte de l'action remarquable du mouvement respiratoire et de la disposition mécanique que présentent, tant dans leur siége que dans les autres circonstances, les annexes de la veine porte, pour favoriser ce mouvement, il est impossible de douter de son efficacité, et de croire à l'action seule de la pression artérielle, surtout si l'on considère la disproportion qui existe entre les artères et les veines mésentériques.

On peut constater dans presque toute l'économie une remarquable disposition anatomique qui favorise mécaniquement le cours du sang veineux, et qui, à ma connaissance, a été pour la première fois signalée par notre savant président. C'est que les artères nonseulement marchent toujours à côté des veines, mais encore, de temps en temps, passent au-dessus d'elles, et, dans leur dilatation pulsatile, les pressent fortement ; c'est ce qui arrive aussi au canal thoracique, étroitement serré sous une grosse artère et pressé par les artères intercostales contre l'aorte. Mais cette disposition ne suffirait pas ici ; en effet, on comprend que le mouvement même léger d'une pulsation artérielle suffise pour pousser le sang veineux ordinaire, qui passe de petits vaisseaux dans des vaisseaux toujours de plus en plus larges, tandis qu'ici, pour faire passer le sang de gros vaisseaux dans des vaisseaux de plus en plus petits, un effort plus grand et plus actif est indispensable.

Avant de quitter ce chapitre, mentionnons la connexion que quelques rameaux, venus principalement des veines hémorrhoïdales, établissent entre la veine porte et le col utérin, ainsi que le vagin. On pense avec raison que c'est dans cette connexion que se trouve l'explication du consensus généralement observé entre les dérangements menstruels et les troubles des premières voies; du reste, le col utérin et le vagin sont sujets aux affections hémorrhoïdaires qu'on observe chez l'homme. Nous en parlerons souvent plus loin.

TROISIÈME PARTIE.

PATHOLOGIE.

Des maladies qui affectent fréquemment la veine porte.

En intitulant ce chapitre *des Maladies de la veine porte*, je n'entends pas parler seulement des lésions de ce vaisseau ou du sang qu'il renferme; je traiterai aussi des affections de tous les organes qui dépendent de ce système, soit qu'elles dérivent des lésions de la veine porte ou du sang, soit qu'au contraire elles agissent comme causes dans les maladies de cette veine et du sang qu'elle renferme.

Je crois devoir dire ici, en commençant, que les simples vices de la crase du sang (et principalement une consistance trop épaisse, qui en ralentit le cours) suffisent à rendre compte des différentes maladies et des symptômes variés que l'on observe, bien mieux que ne le font ces saveurs nombreuses auxquelles on a coutume aujourd'hui de les attribuer.

La théorie des saveurs rend difficilement compte des phénomènes, au lieu d'en faciliter l'explication. On voit généralement survenir des affections spasmodiques et douloureuses chez les individus dont le sang a une crase trop épaisse, ainsi que chez ceux qui ont un sang de bonne consistance, mais en trop grande quantité ; c'est cette vérité pratique et expérimentale qui a donné lieu à la dissidence des opinions.

Ceux qui croient aux saveurs donnent à ces spasmes une raison d'être mécanique ; d'après eux, les particules sapides, c'est-à-dire salines et âcres, agacent les fibres des tissus et les irritent ; cette irritation suscite un mouvement réactionnel et éliminateur. La sensibilité vient à l'appui de leur explication, car, pour eux, ce sont ces agacements qui causent les douleurs.

Ceux qui ne veulent pas admettre les saveurs donnent à ces mouvements une cause organique ; voici comment ils les expliquent : une crase trop épaisse du sang en amène la stase ; de celle-ci résulte la putréfaction, qui est une mort partielle. La nature, qui veille avec sollicitude sur nous, suscite des mouvements toniques, analogues à ceux qui sont, à l'état normal, destinés à faire circuler le sang dans les veines, et, par ces mouvements, elle donne au sang une impulsion plus grande.

De cette exacerbation du mouvement tonique transmise par les fibrilles les plus fines, de la tension et de la vibration des fibres les plus délicates, résulte ce sentiment de trémulation, de vibration, de pulsation, manifestement exaspéré par chaque retour des pulsations artérielles, et indiquant par là clairement aux sens quelle est son origine réelle.

La différence qui sépare ces deux opinions est, dit-on, que cette dernière fait intervenir un certain agent, doué d'une intelligence particulière qui le fait agir ; cela paraît un vice fondamental. Mais expliquez-moi, je vous prie, ce que c'est que l'irritation. Est-ce que l'irritation ne suppose pas un agent sensible, n'agissant même que parce qu'il sent, et non pas seulement parce qu'il éprouve une sensation, mais parce que cette sensation est pénible ?

Notre opinion trouve encore une confirmation dans ce fait, que les maladies attribuées à l'action des saveurs et des irritations salines sont promptement suscitées et réveillées par les troubles de l'âme, tandis qu'on ne les voit que rarement, pour ne pas dire jamais, succéder aux mouvements du corps et à l'ingestion des substances les plus sapides.

L'esprit comprend aisément qu'un simple épaississement de la crase sanguine, ou une trop grande abondance du sang, qui a la même influence sur le ralentissement de son cours, puisse mécaniquement, sans aucune irritation, causer des mouvements énergiques et inégaux, surtout si l'on remarque que ces mouvements, dont l'effet ultime doit amener un résultat utile et favorable à tout le corps, que ces mouvements, dis-je, s'accomplissent suivant une direction particulière, la plus propre à assurer le succès vers lequel ils tendent.

Nous ne nous étendrions pas si longuement sur ce sujet, s'il ne devait résulter quelque utilité de l'adoption de l'une ou de l'autre de ces opinions; or ceux qui accordent une grande influence aux saveurs posent en principe :

1° Que tous ces mouvements sont purement et absolument morbides et passifs, qu'ils ne tendent jamais activement vers un but utile et qu'on doive respecter.

2° Ils en concluent que les altérants doivent faire tous les frais du traitement, et surtout ceux qui neutralisent l'action des sels; or il n'y a pas un médecin praticien et attentif qui ne voie facilement combien de telles théories sont impraticables, quelle foule d'opinions fausses elles entraînent à leur suite, et combien, à tant de nouvelles saveurs, il faudrait pouvoir opposer de nouveaux neutralisants. Cette dissidence d'opinions empêche de bien connaître la vraie nature de ces maladies: aussi passent-elles bientôt à l'état chronique et deviennent-elles peu à peu habituelles; car, par une telle méthode, on ne peut qu'en pallier les symptômes, et encore ne le peut-on pas longtemps ni souvent; car plus ces maladies récidivent, ramenées qu'elles sont par les affections morales, plus ces remèdes deviennent de jour en jour impuissants à les soulager, jusqu'à ce qu'ils arrivent à n'avoir plus aucun effet. Pendant ce temps, l'exacerbation des mouvements est devenue tellement habituelle, que désormais elle ne peut plus être calmée ni par cette médication ni par toute autre.

C'est pourquoi notre savant président engage amicalement tous les praticiens consciencieux à recourir à leur expérience propre pour juger la valeur des bases sur lesquelles s'appuie ce qu'il leur enseigne et pour voir si son observation est en rapport avec l'expérience.

Passons maintenant immédiatement à la pathologie de la veine porte ; nous traiterons :

1° Des changements survenus dans la capacité de la veine ;

2° Des altérations de la consistance du sang qu'elle transporte ;

3° Des troubles passifs du cours du sang dans le système même de la veine porte ;

4° Enfin des troubles actifs et des altérations du mouvement dans les parties annexées à ce système.

§ Ier.

Les changements de capacité de la veine porte peuvent être de deux ordres : 1° ou les ramifications peuvent devenir trop étroites, trop resserrées, pour se laisser traverser par le sang, comme cela a lieu normalement ; 2° ou bien, le sang trop épais ne cheminant pas assez vite à travers les rameaux hépatiques de la veine porte, il se produit de proche en proche une stagnation successive, un reflux d'où résulte la dilatation, l'expansion de notre veine ; lésion qui prédispose aux troubles subséquents et surtout à l'exacerbation des mouvements actifs.

Si l'on examine bien tous les faits, on verra que cette dilatation anormale des grosses branches de la veine porte est bien plus fréquente que l'obstruction et le rétrécissement que l'on suppose généralement. Nous en trouvons la preuve non-seulement dans la fréquence des symptômes actifs ou spasmodiques, mais encore dans l'efficacité des préparations martiales, qui agissent ici bien plus en produisant un resserrement lent et progressif que par l'effet apéritif et absorbant qu'on leur suppose en général, d'autant plus que les remèdes tirés de la pharmacopée de Galien, la capillaire, la scolopendre, que l'on emploie avec succès contre ces affections, sont manifestement astringents ; quant à tous les autres carminatifs, l'expérience parle d'autant plus en leur faveur qu'ils jouissent à un plus haut degré de propriétés antispasmodiques.

La lésion du premier ordre, le rétrécissement des origines de la veine porte, peut et a coutume de se produire par suite de la tension et de la compression du canal intestinal ; en effet, les ramifications les plus déliées, les racines des veines mésaraïques, se terminant dans la profondeur des tuniques de l'intestin, lorsque ces tuniques sont distendues par des gaz qu'elles emprisonnent ou sont pressées par des matières fécales endurcies, il est impossible que les vaisseaux qu'elles renferment ne soient pas comprimés et aplatis, et tant que les choses resteront dans cet état, les artérioles et les veinules seront impénétrables. La même lésion peut être causée mécaniquement par les coliques tormineuses des intestins.

La lésion du second ordre, la distension excessive de la veine porte, peut affecter ou le tronc ou les ramifications ; du moins il est probable que cette lésion peut se montrer sur le tronc, puisque dans le court espace qui sépare le foie des premières grosses divisions splénique et mésaraïque, la veine porte est libre de toute enveloppe, mince par conséquent, et peut céder facilement à une distension.

Quant aux distensions des ramifications, Vésale, dans son traité *de Fabrica corporis humani* (liv. v, ch. 15, p. 663), en rapporte un exemple remarquable, qui n'a pas son pareil dans les recueils d'observations : « Un homme, qui était affecté d'un flux hémorrhoïdal venant régulièrement tous les mois, mourut d'un ictère noir, avec induration notable du foie. A son autopsie, Vésale trouva que la veine hémorrhoïdale, depuis la fin du côlon, et dans toute l'étendue du rectum, dans l'épaisseur du mésentère, présentait en volume presque la grosseur du pouce, et était gorgée de sang; les rameaux de la veine cave situés dans le voisinage ne présentaient aucune altération. »

Le célèbre Wedel cite, dans sa *Physiologia reformata*, un exemple non moins remarquable : « Chez une femme morte en couches d'un vomissement de sang, il trouva le vaisseau court turgide outre mesure, et s'ouvrant manifestement dans la cavité stomacale, de sorte qu'en le pressant entre les doigts, on pouvait faire suinter quelques gouttes de sang dans l'estomac. »

Il n'y a pas six mois qu'un exemple tout à fait semblable a été observé ici, à Halle, par le Dr Stange, et par Hiller de Saint-Gall, licencié en médecine, chez une jeune fille qui avait été souvent affectée de vomissements de sang ; ils ont trouvé ce même vaisseau également turgide et ouvert.

Il serait bien à désirer que dans les maladies de ce genre, on eût plus souvent occasion de faire les autopsies ; il faudrait surtout que ceux auxquels une pareille occasion est donnée sussent ce qu'ils doivent chercher.

S'il se présente des cas analogues, où l'autopsie puisse être faite, il faut imiter Vésale, dont les curieuses recherches de ce genre, surtout dans ce qui a trait à la menstruation, méritent d'être lues avec soin (*loc. cit.*, p. 665).

Nous ne pouvons pas citer plus d'exemples, à cause du défaut presque complet d'attention que l'on met à l'examen de la veine porte, même de nos jours, où il est impardonnable de négliger un sujet si important, quand on montre pour le reste un soin si minutieux ; mais la nature même des symptômes nous indique *a posteriori* que la veine porte doit être plus souvent affectée d'un infarctus qui la distend, que d'une simple obstruction.

En effet, comme les symptômes spasmodiques sont, suivant l'observation déjà ancienne de Willis, le plus souvent la conséquence des maladies de la veine porte, et qu'ils se montrent plutôt lorsque les voies sont embarrassées et dilatées par un regorgement, que lorsqu'elles sont fermées par une simple obstruction, nous croyons pouvoir en conclure que leur principale cause réside dans un infarctus qui amène après lui une dilatation : opinion que confirme d'une part l'efficacité des mouvements du corps, qui tendent à faire cesser la stagnation dans les vaisseaux distendus; d'autre part, l'utilité des préparations martiales et galéniques, citées plus haut, dont les propriétés sont manifestement astringentes. Le succès qu'elles ont dans les affections de la veine porte nous prouve que ces affections viennent plutôt du relâchement de ces vaisseaux que de leur obstruction ou de leur rétrécissement.

§ II.

En second lieu, nous avons placé les altérations de la consistance du sang, et nous avons dit qu'elles étaient la cause de la distension excessive des vaisseaux.

La physiologie nous enseigne que le mouvement de progression qui pousse le sang à travers les organes est le principal moyen de conserver et d'assurer son éternelle fluidité, de même nous savons que le ralentissement de ce mouvement prépare et favorise l'épaississement et la condensation du sang; or aucune partie du corps n'est mieux disposée pour amener ce ralentissement, que ne l'est la veine porte, et surtout la rate, qui est annexée à son système.

En effet la veine porte, dans sa partie centrale, son tronc et ses rameaux mésentériques, est assez large, et protégée seulement par le mésentère, dont le tissu membraneux est mou et cède facilement aux distensions; d'un autre côté, le cours du sang dans le foie, à travers des vaisseaux de plus en plus étroits, n'est pas facile; on comprend sans peine que, dans ces conditions, la veine porte soit plus que toute autre disposée aux congestions et à l'épaississement du sang qui en résulte.

Lorsque le sang est déjà épaissi par différentes causes, comme par une nourriture abondante et trop sèche, peu stimulante, froide, incrassante; lorsqu'en outre le corps offre les attributs du tempérament mélancolique, c'est-à-dire des pores resserrés, des vaisseaux larges, un pouls lent et faible (tous caractères dont nous parlerons plus d'une fois dans ce chapitre); il y aura beaucoup de chances pour que le sang, s'accumulant dans notre veine, y chemine plus lentement, et par cela même y trouve une nouvelle cause d'épaississement.

Ce résultat se produira encore plus infailliblement, si la respiration, moteur principal du sang de la veine porte, si la respiration est lente et silencieuse pour ainsi dire, comme cela arrive chez les gens sédentaires, chez les penseurs ou les gens tristes; et nous voyons en effet presque toutes les personnes qui souffrent d'affections hypochondriaques avoir une respiration rare et légère, ou fréquente et brève.

Nous pouvons trouver réunies toutes ces conditions : alimentation trop abondante, boissons insuffisantes, paresse pour tout mouvement et tout exercice du corps, habitation et vêtements donnant au froid un accès facile; d'où résultent l'épaississement des humeurs séreuses et le reflux vers les parties profondes du sang, que la sensation du froid chasse de la périphérie du corps. Si à toutes ces circonstances on ajoute l'étroitesse naturelle des rameaux hépatiques de la veine porte, on comprendra facilement comment le sang, déjà épaissi ailleurs, pour ne pas dire partout, trouvera dans le système de la veine porte une nouvelle cause d'épaississement. En effet, que du sang artériel, déjà un peu épais, soit poussé par les artères mésentériques dans les veines mésaraïques, ce passage aura lieu très-facilement, parce que ces vaisseaux, placés au milieu de cette tunique résistante, demi-tendineuse, qu'on appelle *tunique nerveuse,* ne sont exposés à aucun resserrement, à aucun relâchement, à aucun obs-

tacle ; la progression du sang s'y fera donc régulièrement et rapidement. Mais, lorsque ce sang passera de ces petites veinules dans des
vaisseaux de plus en plus larges, l'impulsion qu'il reçoit étant insuffisante, il se ralentira peu à peu et tendra encore à s'épaissir.

La congestion fréquente et prolongée d'un sang ainsi abondant et
épais a une raison mécanique. Le sang renfermé dans les ramifications hépatiques de la veine porte doit passer dans les origines hépatiques de la veine cave ; mais la veine cave est déjà remplie, gonflée par une grande quantité de sang qui vient s'y presser de toute
la périphérie du corps. Il est donc inévitable que l'abord du sang de
la veine porte y soit gêné, et pour ainsi dire empêché : aussi s'accu-
mule-t-il dans cette veine, qui, par suite de cette stagnation, se trouve
dilatée.

Le sentiment du froid cause le resserrement de la superficie du
corps et le reflux du sang vers les parties profondes ; la crainte, la
frayeur, la tristesse, ont, à différents degrés, une action analogue
bien évidente et connue de tout le monde.

Aussi trouvons-nous le même aspect extérieur chez les individus
exposés au froid et chez ceux qui sont frappés d'effroi, de crainte,
de terreur, ou qu'accable une tristesse qui leur fait rechercher
et désirer l'isolement : les uns comme les autres ont le visage, ainsi
que le reste du corps, pâle, exsangue, frissonnant, grippé, contracté ;
leurs vaisseaux sanguins, habituellement larges et pleins, sont vides
et affaissés. Nous n'insisterons pas sur ce point, que notre savant
président a traité à fond dans sa dissertation *de Mechanismo motus
sanguinis et de æstu mar. microcosmici.*

A toutes ces causes qui peuvent amener ou favoriser l'épaississement du sang dans la veine porte, nous devons ajouter l'altération
remarquable et instantanée que lui fait immédiatement subir l'ingestion des aliments acides, visqueux, gras ; aussi est-il bien évident
que de tels aliments nuisent immédiatement aux hypochondriaques,
et exaspèrent mécaniquement pour ainsi dire leurs souffrances.

Ces substances rapidement versées par le chyle dans le sang de la

veine porte y produisent aussitôt leurs effets nuisibles : les acides en
coagulant, les féculents en boursouflant, les visqueux et les corps
gras en invisquant ; tous ces effets achèvent d'épaissir la crase du
sang, et rendent plus difficile la rapidité de son mouvement.

C'est surtout lorsque les mouvements spasmodiques de ces maladies sont déjà en train, que l'on peut bien constater l'effet instantané
de ces diverses causes dans la production des paroxysmes : si, dans
la période d'état, survient quelque circonstance qui puisse exaspérer ces mouvements, aussitôt l'exacerbation a lieu avec violence ;
car il est bien plus fréquent de voir des spasmes déjà provoqués
s'exaspérer, que de les faire naître.

§ III.

De cet épaississement du sang, résultent les troubles de son mouvement passif : ce qui revient à dire qu'un sang ainsi épaissi ne peut
pas circuler facilement ni tranquillement dans des vaisseaux disposés comme le sont les rameaux hépatiques de la veine porte.

A priori il est facile à comprendre qu'un sang aussi épais circule
péniblement dans de telles voies ; *a posteriori* nous trouvons la
preuve de cette difficulté dans la nature des affections auxquelles
sont sujets les individus dont le sang est ainsi épaissi. Ce sont des
gonflements, des douleurs, des indurations de la rate, des évacuations alvines noirâtres, auxquelles se joignent ou succèdent des vomissements semblables, ou plus manifestement sanguins ; ces vomissements sont précédés ou accompagnés d'une douleur contusive
ou poignante dans la région splénique. Lorsque ces souffrances ont
duré déjà un certain temps, surviennent des écoulements hémorrhoïdaux, dont l'apparition est le signal du soulagement de ces douleurs
tensives, pongitives, lancinantes.

C'est l'expérience qui nous apprend que cette catégorie de malades présente l'épaississement du sang, dont nous avons parlé plus
haut ; car on peut s'en assurer facilement, s'ils perdent du sang soit

artificiellement par une saignée ou des scarifications, soit naturellement par une hémorrhagie spontanée.

Nous pensons que personne ne niera que ces gonflements, ces indurations, ces hémorrhagies puissent trouver leur cause dans le reflux sanguin dont nous avons parlé. Nous croyons également probable, et facile à déduire des circonstances susdites, l'opinion qui admet que l'épaississement du sang est la cause de la difficulté de sa circulation, et, par suite, de son reflux dans la veine porte, tandis que l'esprit se refuse à admettre qu'il s'agisse ici d'une obstruction complète de ces vaisseaux, d'une véritable stase sanguine dans une branche importante, encore moins dans tout l'ensemble du système.

La stase, véritable arrêt du cours du sang, diffère beaucoup de la stagnation au point de vue du mouvement. En effet, il est possible qu'un liquide, même stagnant, puisse s'avancer, couler peu à peu, lentement et avec difficulté, tandis que, s'il y a stase, toute progression est impossible ; aussi le sang est-il influencé tout différemment par la stase et par la stagnation : dans le premier cas, privé de tout mouvement, il se prend rapidement en un coagulum épais qui subit bientôt les altérations de la putridité ; dans le second cas, il avance peu à peu, pas trop lentement, et est continuellement soutenu et rafraîchi par l'abord de sang nouveau qui l'empêche de s'épaissir par trop et de se putréfier.

Nous voyons donc qu'il est rare et difficile de rencontrer dans l'organisme une obstruction véritable et complète des vaisseaux sanguins, tandis qu'on voit souvent le sang circuler trop lentement dans des vaisseaux trop étroits, et refluer à cause de sa consistance trop épaisse et de sa trop grande quantité.

§ IV.

Passons aux troubles des mouvements actifs des solides et des liquides dépendant du système de la veine porte.

Nous entendons par là les mouvements dont l'intervention active, efficace, opportune (si on ne les arrête pas), sert utilement à combattre, à détruire ou à ramener, dans certaines limites, les accidents liés à la stagnation, au ralentissement, à l'épaississement du sang, ainsi qu'aux hémorrhagies spontanées.

Je les appelle *mouvements actifs*, parce que leur résultat est utile, et soulage, modère ou remplace des accidents plus redoutables, parce que, suscités par la nature, ils ont un but favorable et nécessaire, car ils ne sont pas autre chose que l'exagération du mouvement tonique.

Or nous avons vu que le mouvement tonique assure le passage du sang dans les pores des solides et son retour dans les veines ; sans lui, les parties molles seraient gorgées de liquide, tuméfiées, car le sang ne passerait pas des artères dans les veines, ou tout au moins la circulation veineuse serait trop lente, comme il est facile de s'en convaincre en réfléchissant à la disproportion qui existe entre le calibre des veines et celui des artères ; les veines étant trois fois plus volumineuses que les artères, l'équilibre indispensable entre le moteur et le mobile n'existerait pas.

Cette contraction tonique est si évidente que, même pour les sens les moins exercés, elle est perceptible dans les muscles, les tissus fibreux, sous-cutanés et la peau, au plus léger changement de température, à la moindre émotion causée par la colère ou la peur ; nous n'insisterons pas sur ce point, que notre savant président a déjà traité à fond dans plusieurs dissertations.

Le mouvement tonique, en ce qui concerne la veine porte, peut être modifié de deux manières différentes : il peut présenter ou une trop grande faiblesse momentanée, ou au contraire une énergie excessive.

La production des vents est un exemple de l'affaiblissement du mouvement tonique des intestins ; les vents ne sont que des vapeurs provenant de l'humidité que renferme le canal digestif ; leur formation serait impossible si l'espace manquait pour leur expansion, si l'intestin avait toujours, comme la nature le veut, la tension et la rigidité que lui donne sa tonicité péristaltique ; que cette tonicité, cette contraction des fibres intestinales, vienne à se relâcher de manière qu'une portion de l'intestin se trouve flasque, aussitôt l'évaporation se produira, et les vents qui en résultent distendront la portion relâchée.

C'est ce qui explique comment des conditions incapables par elles-mêmes de faire naître des vapeurs peuvent cependant occasionner des vents aux individus prédisposés : tel est le fait du froid extérieur, des boissons froides, des aliments liquides et visqueux, des jus gras, qui n'ont nullement la propriété d'engendrer ou d'augmenter les vapeurs ; mais on sait que le froid produit une sensation qui affecte péniblement les parties nervoso-fibreuses, et y provoque des contractions inégales, trop fortes dans les parties sèches, trop faibles dans les parties humides, ce qui explique comment le froid humide relâche considérablement le mouvement tonique : aussi tous les hypochondriaques sont-ils tourmentés par des vents, surtout les hémorrhoïdaires et les femmes.

C'est un relâchement analogue qui amène le gonflement de la rate, dû non à des vents, mais à un reflux, un débordement du sang incontestable.

Il y a eu, et il y a encore de notre temps, des médecins qui ont considéré comme enfanté par l'imagination tout ce que l'on a dit des maladies de la rate, de ses douleurs, de son gonflement, de ses tumeurs, de son induration ; dans tous les cas dont nous avons parlé, ils n'admettent pas que la rate soit gonflée, distendue par un reflux du sang, et ils attribuent la maladie à la distension d'une partie du côlon par des gaz qui y sont emprisonnés. Nous voudrions n'être pas forcé de les combattre, surtout lorsque nous trouvons dans leurs rangs un homme des plus habiles, qui a beaucoup fait pour la doctrine médicale, Ettmüller, dont toutefois les opinions à cet égard ont été émises dans un travail déjà ancien, une de ses premières dissertations ; nous ne pouvons cependant nous dispenser d'énumérer les arguments qui *a priori* et *a posteriori* nous donnent gain de cause contre eux.

A priori nous avons constaté maintes et maintes fois, sous les yeux de notre savant président qui nous le montrait, que les tuniques de la rate ont des séries de fibres disposées de telle sorte, qu'on ne peut douter qu'elles jouissent de la propriété de se relâcher et de se resserrer alternativement.

En effet, laissez une rate macérer dans l'eau pendant deux ou trois jours, de manière à bien ramollir ses tuniques; saisissez alors et arrachez un lambeau de la tunique externe, vous obtiendrez facilement et spontanément une membrane formée de filaments très-minces, et dirigés dans le sens de la longueur de la rate, tandis que l'on n'en trouve pas un seul dans le sens de la largeur ou de la circonférence; plus profondément au contraire, vous ne trouverez pas une fibre dirigée dans le sens de la longueur; toutes le sont dans celui de la largeur. Si l'on veut pousser un peu loin cette dissection, il faudra user de beaucoup de précautions, à cause des adhérences qui existent entre la coque externe et les houppes fibreuses signalées par Malpighi, dans ses recherches sur la structure des viscères; une telle disposition nous montre assez *a priori* que la rate est susceptible d'avoir non-seulement un mouvement tonique, mais même des mouvements alternatifs de resserrement et d'expansion; vérité que viennent confirmer *a posteriori* beaucoup d'exemples de gonflements de la rate.

1° Souvent on voit, dans la pratique, des femmes qui, à l'époque de leurs règles, éprouvent dans l'hypochondre gauche des tensions, des gonflements et des douleurs lancinantes très-vives.

2° Tous ces symptômes ne sont pas fugaces; on ne les voit pas apparaître, puis disparaître, comme cela arrive pour les vents; ils persistent au contraire trois ou quatre jours.

3° Et cela, malgré la liberté du ventre soit naturelle, soit due à des lavements; malgré l'émission de gaz nombreux, qui ne soulage en rien les malades.

4° L'urine de ces malades est claire et pâle, ou au contraire chargée, rougeâtre, comme on l'observe dans les congestions inflammatoires du foie.

5° Non-seulement ces maladies de la rate se terminent souvent par l'apparition d'hémorrhoïdes, d'une hématémèse ou d'une fièvre quarte,

6° Mais encore on les observe simultanément avec ces affections ;

7° Car il n'y a rien de plus fréquent que d'observer des hémorrhoïdes internes, chez les individus qui souffrent de la rate.

De tout ce que nous venons de dire, il ressort clairement que le mouvement tonique peut être affaibli ; sa tension exagérée n'est pas moins évidente, comme nous allons le voir.

C'est avec raison que, depuis longtemps déjà, Willis, dans son traité des maladies cérébrales, a rangé au nombre des spasmes les affections hypochondriaques, l'hystérie, les coliques, les affections néphrétiques, le scorbut ; dans toutes ces maladies, l'exagération du mouvement est tellement manifeste, qu'il n'est pas permis à l'esprit même le plus lourd et le plus grossier de l'ignorer ou d'émettre quelque doute à cet égard.

C'est dans l'intestin qu'à l'état normal le mouvement tonique est le mieux caractérisé : aussi est-ce là que son exagération se montre avec le plus d'évidence ; tous les jours on observe des exemples de diarrhées dues non à un relâchement, mais à des contractions intestinales répétées ; et les coliques tormineuses ne sont pas rares. On doit ranger dans la même catégorie ces douleurs cardialgiques, avec sentiment de tension, d'oppression et de compression, qui sont si habituelles chez presque tous les hypochondriaques. Il en est de même de ce resserrement de la gorge qu'on observe chez les femmes hypochondriaques et hystériques ; la constriction est telle quelquefois, qu'elles peuvent à peine avaler et qu'elles éprouvent un véritable sentiment de strangulation.

N'oublions pas de mentionner les crampes d'estomac si fréquentes chez les femmes, surtout chez celles qui sont hypochondriaques, les vomissements à vide et les nausées qui tendent au vomissement sans y aboutir ; enfin notons les vomissements de sang qui surviennent beaucoup plus souvent et plus facilement chez les femmes que chez les hommes.

Au nombre des compressions spasmodiques on doit ranger une sensation de constriction profonde, perçue à la partie médiane de l'abdomen, indifféremment chez les hommes et chez les femmes au début d'un ictère subit : et plus spécialement chez les femmes hystériques et hypochondriaques, où elle est accompagnée de la rétraction de l'ombilic et d'un sentiment de tortillement à la région épigastrique.

Tous ces accidents pourraient peut-être avec quelque apparence de raison être considérés comme passifs, eu égard au trouble et à la perturbation qu'ils apportent dans le mouvement tonique, ordinairement si calme ; mais, si l'on tient compte des effets variés qu'ils produisent, ainsi que de l'utilité qui en résulte pour les malades ; si l'on remarque avec quelle persistance reviennent les secousses et les efforts hémorrhagiques, on ne pourra s'empêcher d'y voir des phénomènes actifs, spécialement destinés à remplir certaines fins.

Le but vers lequel tendent ces mouvements est général ou spécial. Le but général est : 1° de faire progresser un sang stagnant qui à cause de sa densité anormale a besoin d'une impulsion plus énergique ; 2° de susciter un molimen, un effort destiné à débarrasser l'économie d'une partie de ce sang.

Le but spécial est de déterminer des congestions et des hémorrhagies dans les organes le plus favorablement disposés pour ce genre d'excrétion.

Ces derniers phénomènes sont ceux à l'étude desquels on accorde le moins d'attention, et qui cependant s'observent le plus fréquemment. Ils peuvent être de deux sortes : l'un, fâcheux, inutile, expose à de graves accidents consécutifs, c'est le vomissement de sang ; l'autre, utile, et pouvant, s'il s'accomplit convenablement, apporter de grands secours aux souffrances et aux dangers des maladies hypochondriaques, c'est l'apparition d'hémorrhoïdes internes.

Le flux menstruel prépare les femmes aux hémorrhoïdes, dont il tient lieu ; aussi, tant que cette excrétion périodique s'accomplit bien, n'observe-t-on aucun trouble semblable, à moins qu'une constipation opiniâtre ne les provoque violemment, accidentellement, soit par elle-même, soit médiatement par les efforts expulseurs qu'elle nécessite.

Mais que les règles viennent à s'arrêter, que le progrès de l'âge amène leur cessation complète, ou bien qu'aux approches de la ménopause, leur écoulement, plus considérable que de coutume, soit brusquement arrêté par une médication astringente ; que la femme, en outre, continue ou commence à avoir le régime suivant : nourriture riche, chaude, boissons vineuses, vie sédentaire, mêlée d'accès de colère et de mélancolie, et aussitôt l'on verra naître ou redoubler, s'ils existaient déjà, les phénomènes splénico-hémorrhoïdaux ou splénico-hématémétiques, soit bornés à leur molimen, soit se manifestant avec tous leurs symptômes. Je ne peux pas ici passer sous silence une observation toute pratique que notre savant président a eu souvent occasion de faire : des sujets d'un tempérament sanguin, ou remarquable par la prédominance du sang, en proie aux souffrances cardialgico-spléniques que l'on appelle ridiculement *mirachiales* (1), éprouvent des douleurs d'estomac tensives et mordicantes ; par moment ils sont pris d'étouffements, d'anxiétés, d'un sentiment de dureté à l'épigastre, accompagnée de dégagements gazeux. D'abord l'appétit se conserve assez ; mais à peine ces malades ont-ils un peu mangé, que la satiété survient accompagnée de douleurs, de crampes d'estomac ; quelquefois, malgré la persistance de l'appétit, il leur est tout aussi impossible de manger ; bientôt, surtout sous l'influence des médicaments, dont

---

(1) *Mirach,* en arabe, mésentère.

nous parlerons plus loin, l'appétit disparaît, il survient des nausées, des vomissements d'abord alimentaires, puis spontanés, à jeun; quelquefois des vomissements de sang; les malades languissent, maigrissent, ils ont une soif ardente et arrivent peu à peu à être dévorés par la fièvre hectique, ou bien ils deviennent œdémateux, ascitiques, et ne tardent pas à mourir. Dans le cours de cette affection, les malades supportent mal les aliments froids, flatulents, les mets mous, visqueux ou gras; une nourriture chaude et un peu excitante leur réussit mieux ou du moins n'aggrave pas leur état; on observe rarement chez eux des tranchées, tandis que la diarrhée n'est pas rare. Ces malades deviennent frileux, leurs extrémités se refroidissent facilement, soit sans cause appréciable, soit pour la cause la plus légère.

Si l'affection de ces malheureux est considérée comme une débilité d'estomac et traitée en conséquence par une nourriture chaude, excitante, aromatique, par des boissons spiritueuses, des potions carminatives, balsamiques, antispasmodiques, le mal empire, et a de jour en jour plus de chances pour se terminer par des maladies du foie, le marasme, la consomption, la fièvre hectique.

On arrive à peu près au même résultat en cherchant à obtenir un effet roborant, résolutif ou incisif, par l'administration de médicaments acides, absorbants ou astringents. Les acides aggravent lentement le mal, bien loin de l'atténuer; les absorbants augmentent le sentiment de compression épigastrique, et favorisent les régurgitations muqueuses; mais ce sont les astringents qui ont l'effet le plus déplorable : ils causent des palpitations de cœur, une anxiété pénible, amènent de la constipation, et accélèrent la marche de la consomption.

Il est bien plus rationnel de considérer cette maladie comme causée par une congestion sanguine des vaisseaux de la rate et de l'estomac, et de la traiter comme une affection inflammatoire à laquelle on doit opposer des tempérants et des réfrigérants, dont l'efficacité est remarquable dans ces cas, et que j'ai vus également réussir chez des femmes en couches, prises subitement de troubles semblables à la suite de la suppression des lochies.

Entre un molimen éloigné, un effort incomplet tendant à produire une excrétion, et cette excrétion elle-même, la différence est grande ; de même observe-t-on très-souvent, du côté de la veine porte, ces mouvements, qui ont pour but de produire une excrétion sanguine, directement par des hémorrhoïdes, ou accidentellement par une hématémèse ; et cependant ni les hémorrhoïdes ni les hématémèses ne sont *extrêmement* fréquentes.

Je dis : ne sont pas *extrêmement* fréquentes ; car j'ai pu m'assurer que chez l'un et l'autre sexe les hémorrhoïdes sont fréquentes, et je suis étonné que les auteurs de traités médicaux en fassent si rarement mention, surtout en considérant que ces évacuations assez fréquentes sont précédées ou accompagnées des troubles que nous avons décrits sous le nom de *troubles hypochondriaco-splénico-coliques,* et qui ont avec elles une affinité, une liaison de causalité facile à comprendre. Je ne me rappelle pas avoir trouvé dans les traités pratiques le nom de *colique hémorrhoïdale,* souvent employé par notre savant président, nom justifié par beaucoup d'exemples et d'observations cliniques, que nous ne citerons pas ici, car ce sera prochainement le sujet d'une autre dissertation soutenue publiquement comme celle-ci.

La relation intime qu'on observe entre le molimen hémorrhoïdal de la veine porte ou hémorrhoïdal interne, la rate et l'estomac, dépend évidemment de la connexion anatomique qui existe entre la veine hémorrhoïdale interne et la veine splénique, ainsi qu'entre celle-ci et l'estomac, par l'intermédiaire des vaisseaux courts, connexion bien étroite, puisqu'en général la veine splénique et la veine hémorrhoïdale interne ont un tronc commun ; *en général,* disons-nous, car Verheyen professe qu'on voit indifféremment chez différents sujets la veine hémorrhoïdale interne dépendre de la veine splénique ou de toute autre branche de la veine porte. Telle n'est pas l'opinion de notre président, qui nous a montré, ainsi qu'à beaucoup d'autres personnes, dans la dissection publique d'un sujet masculin, la veine hémorrhoïdale interne volumineuse, venant manifestement de la veine splénique. Quoi qu'il en soit, on doit au moins présumer que les individus qui présenteront cette disposition anatomique seront par là prédisposés aux affections spléno-hémorrhoïdales.

Les anciens, à qui nous devons une histoire médicale soigneusement et savamment construite, n'ont pas clairement saisi la relation, la connexion intime, la mutuelle dépendance, qui lient les mouvements hémorrhoïdaux aux affections spléniques, hypochondriaques, cardialgiques (par l'intermédiaire des vaisseaux courts); on trouve cependant dans leurs écrits tous les éléments généraux de la question, et toutes les connaissances spéciales propres à éclairer l'histoire de ces affections et particulièrement des hémorrhoïdes. Avec un peu de soin et de talent, il serait facile de grouper et de mettre en ordre tous ces éléments épars dans différents auteurs dont nous pouvons citer les principaux : d'abord Hippocrate dans ses *Aphorismes*, et Galien dans son commentaire sur ces aphorismes, tous deux indiqués par Brassavole dans une table très-soignée ; puis Victor Trincavellus dans son *Traité de la guérison des maladies du corps humain en particulier ;* Lœlius dans divers passages de ses *Consultations,* faciles à trouver, grâce à un index très-détaillé ; enfin Forestus en différents endroits de ses œuvres.

Celui qui voudrait passer en revue, dans différents auteurs, les principaux passages qui traitent des hémorrhoïdes, pour les résumer avec soin, fera bien de consulter l'index de la *Forêt médicale* de Walther, à l'article *Hémorrhoïde,* et il aura de la besogne.

Si, après avoir réuni attentivement tous ces passages, ainsi que ceux que l'on peut trouver dans les œuvres d'autres praticiens (indiqués par la table du *Guide de médecine pratique* de Moronius Schefferianus), on les compare ensemble, on arrivera à constituer une pathologie théorico-pratique telle que nous venons de l'exposer.

Comme, dans certains points, le sujet que nous avons traité est assez nouveau, nous croyons utile de récapituler ce que nous avons dit, en le présentant sous forme aphoristique.

1° Le sang rencontre dans la veine porte des obstacles plus fréquents que dans toute autre veine ; il s'y accumule et s'y épaissit.

2° Ainsi épaissi, il a besoin d'une impulsion plus énergique ; celle-ci se produit par des pressions variées, par des torsions, des relâchements et des resserrements spasmodiques, soit des intestins, soit du mésentère, soit de la rate, soit de l'estomac.

3° De là résultent des mouvements variés qui agitent ces organes, et qui, repoussant le sang de l'un vers l'autre, sont suivis tantôt d'une congestion sanguine abondante de l'un d'eux, tantôt de l'irruption du sang et de son évacuation au dehors.

4° Les parties entre lesquelles se passent le plus souvent ces reflux, ces transports alternatifs du sang, sont la veine hémorrhoïdale interne et la veine splénique, surtout dans celles de ses branches qu'on appelle les *vaisseaux courts*.

5° La cause en est dans l'origine commune de ces vaisseaux, qui viennent tous d'un même tronc.

6° C'est pourquoi tous les gens affectés du mal splénico-hypochondriaque, arrivés à un certain âge, auront des excrétions hémorrhoïdales.

7° Cependant, si le malade est encore jeune, si certaines causes occasionnelles ou habituelles favorisent une autre voie, avant les hémorrhoïdes ou en tenant lieu, on pourra observer ou des vomissements de sang, ou des crampes d'estomac, ou la tuméfaction, l'engorgement de la rate.

8° Si les hémorrhoïdes se font jour et atteignent le but motivé par les causes dont nous avons parlé, nous les verrons revenir à des époques fixes et surtout mensuellement.

9° Cette périodicité est surtout fréquente et persistante chez les femmes, et cela pour deux motifs : le premier, c'est la relation intime qui existe entre la menstruation et la veine hémorrhoïdale interne ;

le second, moins direct, médiat, c'est que les femmes sont généralement habituées à une excrétion périodique de sang.

10° Cependant, chez les femmes, nous voyons le reflux, la déversion sanguine, se faire plutôt du côté de la rate, de l'estomac ; elles ont des vomissements de sang, des spasmes mésentérico-épileptiques, plutôt que des hémorrhoïdes.

11° Quant aux hommes, à moins que des médications contraires et intempestives n'interviennent, ils sont plus sujets aux écoulements hémorrhoïdaux,

12° Ainsi qu'à des coliques termineuses des gros intestins.

13° Les femmes au contraire souffrent plus souvent des intestins grêles, de l'estomac ; elles sont sujettes à la cardialgie, aux suffocations et aux vomissements.

14° A toutes ces affections, se joignent quelquefois des reflux sanguins vers le foie, avec infarctus compresseurs de cet organe, d'où résultent l'ictère, l'induration hépatique, l'ascite, etc. ;

15° D'autant plus que les ramifications du canal hépatique marchent, dans le foie, à côté des rameaux de la veine porte, et peuvent être comprimées lorsque ceux-ci sont distendus, dilatés. La même chose peut également arriver aux lymphatiques du foie.

En voilà assez sur la pathologie de la veine porte. Qu'on ne se plaigne pas de la prolixité avec laquelle nous nous sommes étendu sur ce sujet, car nous espérons que nos observations et nos méditations patientes ne seront pas sans quelque profit pour la théorie pathologique et la thérapeutique.

QUATRIÈME PARTIE.

THÉRAPEUTIQUE.

De la méthode de traitement des affections de la veine porte.

Nous avons reconnu quatre causes d'où dépendent principalement les troubles de la veine porte :

La stagnation du sang, son épaississement, le danger d'un arrêt complet, et des mouvements propres à l'agiter. A ces différentes causes il faut opposer un traitement, une médication méthodiques.

La stagnation du sang dans le système de la veine porte peut dépendre ou d'une trop grande abondance du sang, ou d'une congestion générale des parties profondes, vers lesquelles reflue le sang chassé de la périphérie du corps, ou enfin d'un obstacle particulier au cours du sang dans cette veine. Chacune de ces causes diverses réclame un traitement spécial.

Aux affections congestives de la veine porte résultant d'une pléthore générale on doit opposer une émission qui diminue et rafraîchisse la masse totale du sang ; je ne crois pas trop m'avancer en disant que tous les hypochondriaques sont pléthoriques au moins au début de leur maladie : aussi je pense qu'une émission sanguine rafraîchissante leur sera non-seulement utile, mais même indispensable, surtout à ceux, et ils sont nombreux, qui ont eu précédemment de fréquentes hémorrhagies soit spontanées, épistaxis, flux menstruel, soit artificielles, saignées et scarifications, à ceux même qui ont été soumis à des violences fréquentes, ou qui ont perdu beaucoup de sang par des blessures. En effet, si, après s'être trouvés dans ces circonstances, ils passent à une vie sédentaire, oisive; si leur nourriture est abondante et substantielle; surtout s'ils boivent peu ou que leurs boissons renferment trop de vin, s'ils sont constipés, certainement ils seront bientôt affectés de troubles du côté de la veine porte.

S'il y a reflux général du sang de la périphérie du corps vers les parties profondes, qui se trouvent ainsi congestionnées, reflux causé soit par le froid, soit par la frayeur, la crainte ou la tristesse, on devra complétement changer la vie du malade, et lui recommander des exercices corporels modérés.

Les troubles de la circulation dans la veine porte même peuvent tenir à la constriction opérée par une ceinture, à la station assise qui comprime l'abdomen, ou à la distension excessive des intestins par des matières endurcies ou des gaz; ils peuvent aussi résulter de l'épaississement du sang; nous en parlerons bientôt.

Dans le premier cas, on devra supprimer les causes de compression de manière à remettre l'abdomen à sa place, on rétablira la liberté du ventre par des laxatifs, des émollients, des abstergents, on tiendra le siége élevé, et on conseillera la promenade.

Dans le second cas, il faudra modifier la crase d'un sang trop épais, trop peu fluide.

L'épaississement du sang, surtout s'il est simple, sera en partie corrigé par une dilution suffisante: car presque tous ces malades, les femmes surtout, ne boivent pas assez; on devra donc élever la quantité des boissons au degré nécessaire. On fera aussi intervenir dans le traitement des exercices corporels suffisants; outre qu'en thèse générale, ils atténuent puissamment la crase du sang, et la préservent d'un épaississement qui conduirait à la coagulation, ces exercices ont encore une action spéciale sur la respiration qu'ils accélèrent; or, la respiration étant le principal agent moteur du sang de la veine porte, on voit combien les exercices du corps seront motivés dans ces cas.

On devra surtout recommander les exercices qui peuvent en même temps causer à l'abdomen des secousses fréquentes et légères; aussi, après la promenade à pied surtout dans des endroits légèrement montueux, plaçons-nous en première ligne l'équitation et le mouvement légèrement secouant de la voiture.

Il n'est pas de fait plus vulgairement connu que le gonflement subit de la rate, après les exercices violents de ce genre, tels qu'une course immodérée, l'équitation sur un cheval dur d'allure : aussi ne peut-on douter de leur efficacité à faire progresser le sang de la veine porte.

De même que les exercices ordonnés dans le but d'atténuer la masse du sang doivent être faits progressivement, continués pendant longtemps, et augmentés peu à peu, afin d'avoir un effet égal et sans secousses; de même, dans le cas particulier dont nous nous occupons, doit-on se montrer prudent, parce que le passage du sang n'est pas aussi facile ici que dans les autres veines ; si une pression trop énergique s'exerçait sur le sang de la veine porte pour le pousser vers le foie, sans réussir à l'y faire pénétrer, soit à cause de son épaississement, soit à cause de son abondance trop grande par rapport à l'étroitesse des vaisseaux hépatiques, il se ferait un reflux, un regorgement, un débordement de sang dans le point le plus rapproché, c'est-à-dire dans la première division de la veine porte, par la situation et le volume, dans la veine splénique; sans compter que la rate est de tous les viscères voisins le plus disposé à se laisser distendre passivement et violemment.

Nous devons citer, à propos de l'efficacité de l'équitation et de la promenade en voiture dans la phthisie et la consomption, le résultat inouï de la pratique de Sydenham, qui, par l'usage journalier de l'équitation, a rappelé à la santé des tabescents (voyez ses opuscules). Il signale aussi le bon effet qu'on en retire dans les coliques et les maladies chroniques, qui, ainsi que nos études pathologiques nous l'ont fait voir, tiennent si souvent aux troubles de la veine porte.

Je cite textuellement ce qu'il dit à la page 781 :

« Le quinquina, dans la fièvre intermittente, n'est pas un remède plus sûr que ne l'est l'équitation contre la phthisie chez les enfants ou les jeunes gens. »

On peut consulter Pline et Corn. Celse sur l'heureuse influence qu'ils attribuaient à la navigation d'Italie en Égypte, contre ces maladies.

Enfin n'oublions pas de mentionner le secours spontané que la nature trouve contre ces affections dans les soupirs répétés qui, au dire des malades, semblent apporter quelque soulagement à leur oppression; en effet, il est facile de comprendre l'heureuse influence mécanique que des inspirations fortes et profondes peuvent avoir sur ces troubles circulatoires.

Quant au régime et aux indications préventives, nous recommandons de s'abstenir d'aliments flatulents, d'éviter le froid, et de veiller à la liberté du ventre. Si l'on veut que les exercices corporels combattent plus efficacement l'épaississement du sang, on devra ouvrir le traitement par une saignée, afin que, diminuée d'une certaine quantité, la masse sanguine soit mieux et plus complétement secouée ; on aura aussi moins à craindre une tension et une distension excessive ou inégale des vaisseaux.

Les médicaments qui rendent plus rapide le retour du sang à son état normal sont pour la plupart des antiscorbutiques; seulement il faudra s'abstenir du cresson et du cochléaria, si l'on veut se borner à agir sur le sang de la veine porte ; car les principes très-volatils de ces plantes, traversant rapidement le système de cette veine, y produisent peu d'effet, et vont au contraire influencer vivement la masse sanguine générale. On devra donc limiter leur emploi aux cas où l'on veut aussi agir sur l'abondance excessive du sang; à l'état frais, sans préparation, ils renferment une proportion modérée d'une substance salino-sulfurée, qui leur donne une vertu supérieure à celle qu'auraient seuls leurs principes volatils, dont l'action est trop rapide. La présence de cette matière sulfurée dans les extraits de ces plantes fait qu'on ne doit pas en rejeter l'emploi, et l'expérience est là pour parler en leur faveur.

Hermann Nicolaï avait donc raison, lorsque, par une sorte d'intuition, il recommandait de mélanger ces extraits trop âcres avec des substances telles que le cochléaria, l'oseille, ou le beccabunga, comme le veut Forestus.

Les autres médicaments qui peuvent amener l'effet résolutif désiré sont principalement les racines riches en principe salino-sulfuré, telles que celles d'arum, d'helenium, de vincetoxicum, de pétasites, de bardane, de chicorée, de taraxacum, de dictame blanc; parmi les herbes, nous citerons la bétoine, la capillaire, l'ageratum, le cerfeuil, l'origan, la petite centaurée, dont on emploie également les fleurs et les sommités; les semences d'anis, de fenouil, de coriandre, de carvi, de nigelle, de siler des montagnes, les gommes et les gommes-résines, gomme ammoniaque, galbanum, bdellium, sagapenum; citons aussi la myrrhe, qu'on doit administrer avec prudence, le succin, la gomme du genévrier et du ladanum; toutes ces substances, ainsi que les essences, les extraits, les infusions qu'on peut en faire, seront utiles, si l'on sait les approprier aux différents tempéraments des malades.

La résolution des humeurs une fois obtenue, rien ne s'oppose plus à leur mise en mouvement; mais il faut alors qu'un traitement spécial s'adresse à l'atonie, à la dilatation des vaisseaux. Les substances âcres, dont nous avons parlé, ont bien un effet nervino-tonique, qui redonne aux vaisseaux une certaine énergie; mais cet effet n'est que temporaire, il ne dure pas : aussi par elles obtient-on plutôt l'adoucissement du mal que sa guérison radicale; dans ces cas, nous verrons surtout réussir les astringents, dont l'effet plus durable, quoique doux, permet d'en prolonger l'emploi; de ce nombre, les plus importants sont les ferrugineux, si l'on a soin d'éviter les préparations douées d'une astringence très-forte; car, si les praticiens attentifs se plaignent souvent des effets pernicieux des ferrugineux, cela tient à ce qu'ils sont trop indigestes.

Nous recommanderons particulièrement ici le fer métallique, le *crocus martis cachecticus* de Zwelfer. A côté des ferrugineux, nous placerons les sels volatils de l'urine, qui ont une action peu énergique, mais sûre, et qui agissent surtout comme nervino-toniques.

Afin de ne pas allonger cette dissertation, nous n'entreprendrons pas de démontrer pourquoi nous plaçons ces sels dans cette classe plutôt que dans celle des altérants.

Il faudra surtout avoir bien soin de ne pas intervertir l'ordre que réclame chacune de ces indications, de ne pas donner les astringents pour resserrer les vaisseaux avant d'avoir obtenu la résolution du liquide qu'ils renferment, en un mot, de ne pas ordonner le mouvement avant que la matière soit mobile.

On peut agir sur les mouvements actifs de deux manières : en les calmant ou en les excitant.

Je ne conseillerai à personne d'employer imprudemment pour les calmer l'opium et les narcotiques ; je préfère les anodins, auxquels on peut associer des substances analeptiques et aromatiques : telle est la composition du laudanum liquide de Sydenham, et des pilules connues sous le nom de *panacea solaris*, de Wildegans, que B. Ludovici semble imiter dans sa pharmacie.

Les préparations de cinabre, données à dose suffisante à la fois, peuvent être utiles, surtout si on les associe aux anodins opiacés. Notre président recommande parmi les narcotiques la masse pilulaire de cynoglosse, comme pouvant combattre les pressions tonico-spasmodiques qui s'exercent sur le sang.

Mais personne ne devra chercher à arrêter ces mouvements par les opiacés, en négligeant et laissant subsister leur cause matérielle ; on ne doit donc pas les donner pour guérir la maladie ni pour en combattre les symptômes, mais seulement pour en modérer l'intensité. Une fois ce résultat obtenu, on doit sans relâche s'occuper de corriger et de modifier la matière ; c'est là le grand travail, la grande difficulté.

Il nous reste à parler de deux médicaments qui réussissent très-bien à modérer les mouvements exagérés qui se passent du côté de la veine porte : l'un a une action générale, l'autre une action spéciale, spécifique pour ainsi dire.

Le premier est le nitre, qui n'a pas son pareil pour modifier l'âcreté des humeurs et amener doucement par la diurèse une évacuation utile ; n'oublions pas de mentionner une autre propriété qu'il possède aussi : c'est d'impressionner, par une sensation fraîche, perceptible au goût, les fibres des tissus, dont la tension énergique se trouve ainsi relâchée par l'effet froid et humide qu'il produit. L'usage seul peut révéler toute l'importance du rôle que joue ce composé si simple, si inoffensif, dans la guérison des troubles qui résultent de l'irritation et de l'âcreté des humeurs ; car on ne s'en rapporte pas facilement aux assertions d'autrui.

L'autre médicament est la millefeuille ; en l'employant avec prudence, on pourra juger si, dans la dissertation sur le mouvement tonique, on a eu raison de dire que c'est le calmant spécifique de tous les troubles de la veine porte.

Je dis qu'il faut en faire un usage prudent, car à lui comme à tous les spécifiques qui agissent en modérant certains mouvements spéciaux, on doit appliquer ce précepte : «Ne pas mouvoir avant que la matière soit mobile ; ne pas arrêter les mouvements tant que leur cause matérielle subsiste. »

Pour ce qui est de la seconde indication, c'est à la médecine, à la pharmacie ou au régime, de donner la secousse qui doit provoquer ces mouvements ; de manière qu'en cessant d'agir, on puisse arrêter le mouvement. Nous en avons parlé plus haut.

On peut aussi les provoquer par une évacuation convenable : par exemple, chez la femme on agira indirectement, médiatement, en ramenant les règles ; chez l'homme, directement, immédiatement, en déterminant des hémorrhoïdes.

Ce serait sortir du cadre que nous nous sommes tracé que de traiter spécialement de ces différentes questions. Nous avons déjà dépassé les limites ordinaires de ce genre de travail ; nous nous arrêtons donc, priant ceux qui pourront le faire de terminer avec soin cette ébauche.

CONSIDÉRATIONS

SUR LA

DYSCRASIE VEINEUSE.

La thèse de Stahl a vieilli. Quoique, d'après un principe toujours juste et que l'on croit neuf, l'auteur ait eu soin de ne marcher qu'appuyé sur l'anatomie et la physiologie, bien des explications consignées dans sa dissertation sont passées dans le champ des explications purement hypóthétiques et ont disparu.

Mais il restera toujours à Stahl le mérite d'avoir groupé dans un même ensemble, réuni sous un même caractère anatomique, un certain nombre de maladies que l'abus de l'analyse a pu isoler dans les classifications nosologiques modernes, mais que l'observation pratique, l'étude non plus d'individus et d'actes isolés, mais bien d'évolutions morbides dans les familles et dans la vie des individus, tendent de nouveau à réunir.

Stahl n'a pas traité nosologiquement des diverses maladies dont se compose son groupe, il en a fait une étude générale et en a mis le siége dans la veine porte. Son opinion est beaucoup trop exclusive : sans doute l'étude anatomique et physiologique de la veine porte rend compte d'une multitude de phénomènes qui caractérisent ces diverses maladies ; sans doute aussi les lésions physiologiques des fonctions de ce système veineux et des appareils nutritifs auxquels il se lie ont, dans les cas acquis, une influence considérable sur la production des maladies du groupe ; mais, dans les cas innés, héré-

9

ditaires, et ce sont les plus nombreux, les maladies ne dérivent plus de la veine porte.

La veine porte, comme tout le système veineux, peut être envahie par la maladie soit dans son ensemble, soit successivement, soit par métastase; et par système veineux, il faut entendre non-seulement les canaux, mais le sang qui y circule, non-seulement les veines, mais l'artère pulmonaire et les cavités droites du cœur, en un mot, tout ce que Bichat appelait système vasculaire à sang noir. Vaste système dans lequel se déroulent, soit ensemble, soit successivement dans le cours de la vie et suivant les âges, les phénomènes réunis par Stahl, que l'observation attentive réunit de nouveau, et que les Allemands désignent sous le nom de *dyscrasie veineuse.*

Je ne veux pas faire une étude nosologique des maladies qui constituent ce groupe : dans l'état actuel de nos connaissances, cette étude n'est pas possible; qui sait si elle le sera jamais ?

Si dans quelques cas on trouve une évolution constante qui semble indiquer l'existence de maladies nettement définies, le plus souvent soit par suite d'idiosyncrasies, soit par suite d'influences extérieures innombrables et inobservées qui impriment à l'organisme leur impulsion, l'irrégularité de l'évolution de ces maladies est telle, qu'on ne peut leur assigner une place fixe dans une nosologie naturelle. On ne peut guère faire autre chose que se borner à étudier des actes morbides, en reconnaissant le caractère générique qui les réunit. C'est principalement à ce caractère, commun aux maladies du groupe, que je veux m'attacher dans cette étude sur la dyscrasie veineuse.

I. On entend par dyscrasie veineuse tout état du sang dans lequel on observe une diminution de la fibrine, jointe à une augmentation considérable de l'albumine, des globules, de l'acide carbonique, et des autres produits de combustion résultant de la transformation des tissus. On emploie quelquefois, comme synonyme, les noms de *albuminosis* ou de *hypinosis* (Fr. Simon).

Cette dyscrasie peut revêtir la forme aiguë ou la forme chronique;

être tantôt le résultat, tantôt la cause, l'élément primordial d'autres
maladies. Dans beaucoup de cas elle amène un appauvrissement
considérable du sang qui devient séreux ; quelquefois au contraire
ce liquide devient poisseux, s'il a perdu sa partie aqueuse par trans-
sudation, comme cela a lieu dans le choléra.

II. ANATOMIE PATHOLOGIQUE. — L'étude du sang, dans cette dyscrasie, nous le montre avec les caractères physiques du sang veineux
exagérés, il est épais, visqueux, à cause de l'excès d'albumine et de
globules ; la coloration foncée, presque noire, qu'il présente, tient à
ce qu'il est surchargé d'acide carbonique, et d'autres résidus de
combustion, tels que l'urée, la matière colorante du sérum (hémaphéine), la matière colorante de la bile (biliphéine). D'après quelques auteurs, on y trouverait des globules usés, altérés, des matières
grasses plus ou moins modifiées ; telle est l'analogie de ce sang avec
celui de la veine porte, qu'on a souvent désigné cet état sous le nom
de pléthore abdominale ou atrabilaire.

Tout le système vasculaire est distendu par ce sang ; et cela non-
seulement dans les troncs, mais dans les réseaux capillaires de tout
le corps et principalement de la face. Le foie, la rate, les poumons,
la muqueuse de l'estomac, sont turgides, imbibés de sang, d'une
couleur rouge foncée, brune, quelquefois presque noire.

Les rameaux de la veine porte, les cavités droites du cœur, sont
dilatés ; les vaisseaux de la vessie, ceux du cerveau et de la moelle,
sont distendus, plus ou moins variqueux, et altérés surtout dans
leurs parois.

III. SYMPTÔMES. — Les malades présentent une coloration jaune
pâle de la face et des sclérotiques ; les pommettes sont violacées,
brunâtres, parsemées de varicosités veineuses capillaires, qu'on
observe aussi très-souvent sur le nez, dans l'arrière-bouche. Les
troncs veineux sous-cutanés sont également dilatés, variqueux, et la
circulation s'y fait très-lentement, comme il est facile de s'en assurer :

à l'état normal, si l'on passe son doigt sur une veine superficielle en sens contraire au cours du sang, en appuyant suffisamment pour vider le vaisseau du sang qu'il contient, lorsqu'on cesse la compression, le sang rentre instantanément dans le vaisseau vidé, sans que l'œil puisse y suivre sa progression : dans l'état morbide dont nous parlons, il n'en est plus de même ; la lenteur de la circulation est telle que rien n'est plus facile que de voir le sang rentrer lentement dans le vaisseau, qu'on a vidé par le procédé que nous indiquions ; c'est surtout aux veines du dos de la main que ce mode d'exploration est applicable.

A cette lenteur de la circulation est jointe une grande susceptibilité au froid ; les extrémités surtout se refroidissent très-facilement.

Les congestions vers les parties profondes se révèlent par des troubles variés, tels que céphalalgie obtuse, vertiges, pour le cerveau ; courbature, lassitudes, douleurs dans les membres, pour les reins et les organes du petit bassin. La percussion sera d'un grand secours pour reconnaître ces congestions qui ont généralement pour effet d'augmenter le volume de l'organe. Elle sera surtout applicable au diagnostic de la congestion du foie, de la rate, à l'augmentation du volume du cœur.

Les malades sont mous, paresseux, de mauvaise humeur, ils se plaignent d'étouffements, de palpitations du cœur, d'anxiété épigastrique ; ils sont généralement constipés et sujets aux hémorrhoïdes.

IV. Marche. — La dyscrasie veineuse a une marche très-lente ; on la voit généralement débuter dans les jeunes années sous l'aspect de pléthore vraie, accompagnée de congestions vers la tête et la poitrine ; aussi rien n'est-il plus fréquent, à cette période de la vie, que les épistaxis, les palpitations de cœur et les étouffements, qui se montrent surtout au moment de la puberté. On observe quelquefois, à cette période de la vie, des hémoptysies.

Plus tard, les congestions sanguines se font du côté de l'abdomen ; il survient des troubles digestifs ; au début la persistance de l'appétit contraste avec les souffrances vives qui suivent le repas; il y a alternative de constipation et de diarrhée, les urines laissent au fond du vase un dépôt qui adhère à ses parois.

Bientôt la maladie se généralise peu à peu; ses progrès sont irréguliers, se font par des secousses brusques, dues le plus souvent à des influences extérieures, ou au contraire à des peines morales; les troubles tendent de jour en jour à devenir chroniques, et on voit survenir des altérations organiques graves dans les organes les plus essentiels à la nutrition; c'est ainsi qu'on peut observer l'engorgement du foie, la surcharge graisseuse du mésentère qui amène des obstructions abdominales; du côté des organes digestifs et respiratoires on peut trouver des catarrhes chroniques, des flux muqueux du pharynx, de la trachée, des bronches; tous les troubles liés aux dyspepsies peuvent être observés, ainsi que ceux qu'entraîne la congestion du cœur, surtout dans ses cavités droites, et, par suite, la congestion du cerveau et même de la moelle. Les organes du petit bassin, également congestionnés, sont la source d'une foule d'accidents, tant chez l'homme que chez la femme. Il n'est pas rare de voir à ces congestions chroniques succéder la dégénérescence cancéreuse. Peu à peu, par suite de ces perturbations générales, profondes, quoique lentes, de la nutrition, la physionomie des malades s'altère de plus en plus, leur facies devient pâle, terreux, exsangue, quoique les varicosités de la face puissent lui donner encore un aspect pléthorique; en un mot tout indique chez le malade un état cachectique confirmé.

V. ÉTIOLOGIE. — La dyscrasie veineuse tient souvent à une disposition innée du sujet; l'hérédité joue un grand rôle dans sa manifestation; c'est ainsi qu'on devra regarder comme prédisposés à la contracter les individus nés de parents goutteux, hémorrhoïdaires, hypochondriaques, herpétiques ou syphilitiques. Très-souvent, comme nous l'avons déjà dit, elle succède à la pléthore vraie, qui se trouve facilement engendrée par les excès de table, une alimentation trop substantielle, consistant surtout en viandes ; l'abus des vins généreux et des liqueurs alcooliques, surtout si à ces conditions fâcheuses se joint une profession sédentaire, qui oblige à travailler le corps penché en avant : ainsi les artisans à profession sédentaire, tels que les cordonniers, les tailleurs, les tisserands, les ouvriers des filatures, les couturières, présentent souvent les principaux traits qui caractérisent la dyscrasie veineuse ; mais aucune profession ne conduira à ce résultat plus sûrement que celles qui, aux inconvénients d'une vie sédentaire, joignent ceux d'un travail intellectuel soutenu, comme c'est le cas pour les savants, les hommes de lettres, les bureaucrates, les hommes politiques ; les femmes surtout doivent éviter toute contention d'esprit prolongé. Roussel s'est élevé avec force contre l'abus des travaux intellectuels chez la femme : « La science, dit-il, que les hommes achètent le plus souvent au prix de leur santé, ne saurait dédommager les femmes de la détérioration de leur tempérament et de leurs charmes. Qu'elles abandonnent aux hommes la vaine fumée qu'ils cherchent dans cette acquisition dangereuse ; la nature a assez fait pour elles ; ce serait un attentat contre elle, de flétrir les dons précieux qu'elles lui doivent. Une forte contention d'esprit, en dirigeant vers la tête la plus grande partie des forces vitales, en fait un centre d'activité qui ralentit d'autant l'action de tous les autres organes. Une personne profondément occupée n'existe que par la tête ; elle semble à peine respirer, toutes les autres fonctions se suspendent ou se troublent plus ou moins ; la digestion en souffre surtout ; les sucs, mal élaborés, deviennent plus propres à former des embarras ou de mauvais levain qu'à réparer les déperditions qui sont une suite nécessaire du mouvement qui entretient la vie. Le corps, privé des sucs qui le renouvellent, ou souillé par des humeurs excrémentitielles qui y séjournent trop longtemps, languit, se fane, et tombe comme un tendre arbrisseau planté dans un terrain aride et dont l'ardeur du soleil a desséché les branches ; ou bien le principe qui surveille les organes, trop longtemps fixé loin d'eux par la méditation ou par la lecture, lorsque enfin il y est rappelé, y rencontrant des matières étrangères ou dégénérées, se trouble, s'agite pour les chasser, et ouvre cette scène tumultueuse de mouvements irréguliers, qu'on appelle vapeurs ou hypochondriacisme. Cette affection, familière aux gens de lettres, serait une suite plus naturelle et plus infaillible d'une étude sérieuse chez les femmes qui seraient assez dupes pour s'y livrer» (1).

Les idées tristes engendrées par l'inactivité, la paresse ou les affections morales dépressives, contribuent beaucoup à amener la dyscrasie veineuse; il en est de même de la suppression d'une excrétion habituelle, cutanée ou intestinale, surtout au printemps, lorsque, les premières chaleurs faisant adopter des vêtements plus légers que ceux qu'on portait en hiver, on est exposé à des refroidissements subits. Nous en dirons autant de la suppression de la sueur des pieds, de la rétrocession des exanthèmes cutanés et de la gale. Les maladies du cœur, celles du poumon, en amenant la gêne et le ralentissement de la circulation, ont une énorme influence sur le développement de l'état qui nous occupe. On conçoit que le même résultat puisse être amené par une déviation de la colonne vertébrale. Dans tous ces cas, les malades sont d'abord cyanosés, puis il survient des obstructions abdominales, et l'altération du sang caractéristique de la dyscrasie veineuse.

Les affections nerveuses sont souvent accompagnées des mêmes troubles de la sanguification, et, dans ce cas, on peut invoquer l'influence du moral, qui est généralement affecté dans ces maladies, ou celle de la douleur, qui altère et pervertit si rapidement et si profondément la nutrition : aussi est-il fréquent de voir les personnes atteintes d'une maladie nerveuse présenter une réplétion considérable du système veineux, malgré leur pâleur et leur état de consomption.

---

(1) Roussel, *Système physique et moral de la femme*, p. 59 et 60, 5ᵉ édit.; 1809.

En résumé, toutes les causes diverses que nous avons invoquées dans l'étiologie agissent (d'autant plus facilement que l'individu sera plus prédisposé) en surchargeant le sang de matériaux nutritifs, et en affaiblissant le système musculaire et le système nerveux, qui, perdant ainsi l'immense influence qu'ils ont normalement sur la vitalité des tissus, laissent le sang s'altérer par des résidus de combustions non excrétés.

VI. SUITES DE LA DYSCRASIE VEINEUSE. — La dyscrasie veineuse dispose aux congestions sanguines, aux hémorrhagies, aux flux muqueux de différents organes, et consécutivement peut amener beaucoup de maladies chroniques, telles que les catarrhes chroniques du nez, du pharynx, de l'estomac, les affections dartreuses de la peau, la fétidité des sueurs, la couperose, qui a son siége de prédilection sur le nez ; la congestion sanguine ou l'infiltration graisseuse du foie, ainsi que le cancer de cet organe ; les tumeurs de la rate, les crampes d'estomac ; les différentes formes de dyspepsie, surtout la dyspepsie acide, et plus tard le cancer de l'estomac ; du côté de l'intestin, ce sont des flatuosités, la constipation, les tumeurs hémorrhoïdales. On peut encore rencontrer l'asthme, la dilatation des cavités droites et la dégénérescence graisseuse du cœur, qui marchent si souvent ensemble, les varices et les ulcères variqueux des jambes.

Du côté du système nerveux, on rencontre les crampes, et différentes formes de paralysies, parmi lesquelles la plus fréquente est la paraplégie ; l'hystérie, l'hypochondrie, la mélancolie, et d'autres affections mentales ; enfin les névralgies, le ramollissement cérébral et l'apoplexie. Les organes génito-urinaires peuvent être atteints de troubles variés : la gravelle, la pierre, le catarrhe vésical, si souvent liés à la goutte, ne sont pas rares, non plus que les flueurs blanches, l'irrégularité de la menstruation, les engorgements chroniques de l'utérus et les déplacements consécutifs. Signalons enfin, en terminant, l'obésité, qui, jointe aux troubles généraux de la santé, fait souvent dire par le vulgaire que les individus qui en sont affectés ont une *mauvaise graisse.*

On sera peut-être étonné du long cortége de maladies que nous indiquons ici comme pouvant être la conséquence de la dyscrasie veineuse ; cependant, si l'on veut bien y réfléchir un peu, cet étonnement cessera. La dyscrasie veineuse n'est pas une maladie, c'est un état morbide du sang qui cause des congestions sanguines (nous tâcherons plus loin d'expliquer comment) : or, s'il y a tendance aux congestions, partout où nous trouverons des vaisseaux capillaires, nous pourrons rencontrer des lésions et des troubles fonctionnels liés à l'état congestif, et comme il y a partout des capillaires, partout aussi nous pourrons trouver des congestions avec tous les accidents qu'elles peuvent causer.

VII. Pronostic. — En somme, la dyscrasie veineuse ne tue pas par elle-même, mais par les maladies qui en sont la conséquence, la suite plus ou moins éloignée ; elle peut être enrayée, s'améliorer naturellement par des hémorrhagies spontanées, ou des flux muqueux, des éruptions cutanées, des accès de goutte réguliers, ou par des accès de fièvre qui, suivis d'excrétions alvines abondantes ou de dépôts sédimenteux des urines, ont reçu le nom de *fièvre dépurative.*

Si la maladie est convenablement traitée et surtout bien dirigée, elle peut être considérée comme bénigne et comme assurant aux malades une longue durée de vie, mais toujours le pronostic doit être subordonné à la connaissance des causes qui ont engendré la maladie, ainsi qu'à la durée du mal et à la profondeur des atteintes qu'ont reçues les organes essentiels à la vie.

VIII. Physiologie pathologique. — Nous voici arrivé à la partie difficile de notre travail, dans laquelle nous devons chercher à montrer comment les causes que nous avons invoquées dans l'étiologie peuvent agir pour déterminer les lésions et les symptômes dont nous avons parlé.

Nous commencerons par énoncer quelques principes de physiologie sur lesquels nous aurons souvent à revenir et que nous empruntons au grand traité de physiologie de M. Milne-Edwards.

La fibrine est, d'après ce savant professeur, un produit du travail nutritif qui doit être éliminé de l'organisme, ce sont les globules du sang qui, chargés d'oxygène par l'acte de la respiration, détermineraient la combustion de ce principe protéique et sa transformation en urée ou en quelque autre matière excrémentitielle. « On est donc conduit à admettre que le sang se trouve continuellement placé entre deux forces physiologiques dont les effets sont contraires : celle développée dans l'ensemble des tissus organiques, qui tend à y verser de la fibrine, et celle dont seraient doués les globules sanguins qui détruiraient sans cesse la fibrine. Le sang sous le rapport de sa teneur en principes protéiques serait dans un état d'équilibre instable et sa composition chimique varierait suivant que l'activité fonctionnelle des tissus augmente ou diminue, en présence d'un degré d'activité constante des globules sanguins, ou de variations dans la puissance de l'agent physiologique représenté par l'ensemble de ces organites » (1).

Ces principes une fois posés, voyons comment nous pouvons les appliquer.

Tous les auteurs s'entendent pour admettre que l'état désigné sous le nom de *dyscrasie veineuse* se montre en général chez des individus d'un tempérament sanguin, adonnés à la bonne chère, à la mollesse, en un mot dans les conditions les plus favorables pour devenir pléthoriques; Stahl, au commencement du chapitre 4 de

---

(1) Milne-Edwards, *Leçons sur la physiologie et l'anatomie comparée de l'homme et des animaux*, t. I, p. 267, 268.

son traité *de Vena portæ*, dit qu'il ne croit pas trop s'avancer en affirmant que tous les hypochondriaques sont pléthoriques au moins au début. Mais comment la pléthore peut-elle déterminer la série d'accidents que nous avons énumérés? C'est ce que nous allons tâcher d'expliquer : Le fait capital, dominant, de la pléthore, entrevu par Leuwenkœck et parfaitement mis en lumière par les analyses de MM. Andral, Gavarret, et Delafond, c'est que dans cet état morbide il y a augmentation de la proportion des globules sanguins. D'après le principe que nous avons posé au début de ce chapitre, nous devons voir diminuer la fibrine à mesure que les globules augmentent; c'est un fait positif, sur lequel les travaux de Zimmermann, Fr. Simon, Popps, Nasse, Becquerel et Rodier, ne laissent aucun doute. Si ce sont au contraire les globules qui diminuent, la proportion de fibrine augmente rapidement, comme on le constate chez les chlorotiques, comme MM. Andral, Gavarret et Delafond l'ont vu dans leurs expériences sur des animaux : dans un cas la fibrine atteignit la proportion de 0,0076 (au lieu de 0,003, chiffre normal), tandis que les globules de 104 tombaient à 38; c'était chez un cheval auquel ils avaient fait pendant une semaine tous les jours une saignée. Ainsi la pléthore amène la diminution de la fibrine du sang.

Après la pléthore, nous avons signalé l'influence pernicieuse des professions sédentaires; or nous savons que les mouvements énergiques qui tendent à renouveler plus rapidement le contact du fluide nourricier avec le tissu musculaire, tendent également, dans les circonstances ordinaires, à rendre le sang plus riche en fibrine; il est tout naturel d'en conclure que la cessation presque absolue des mouvements corporels amènera une diminution de la proportion de la fibrine, diminution qui rompra l'équilibre dont nous avons parlé, sans que l'on soit obligé d'admettre l'augmentation des globules. Mais il est évident que si les deux causes se réunissent, si, en même temps que les globules, en augmentant de proportion, détruisent plus de fibrine, celle-ci, par suite de l'inactivité des tissus, cesse de se produire, l'équilibre sera plus promptement et plus profondément rompu.

Nous avons dit que souvent la dyscrasie veineuse succédait à des maladies longues et douloureuses, à des maladies nerveuses, à des peines morales; toutes ces causes agissent encore dans le même sens que les deux précédentes en diminuant la proportion de la fibrine. M. Clément, d'Alfort, a pu s'assurer que les douleurs intenses et prolongées amenaient, chez les animaux soumis aux pratiques du manuel opératoire, une diminution considérable de la fibrine du sang (1); dans ces cas, il semble que la souffrance entrave le travail producteur de cette matière.

Ainsi la pléthore, l'inactivité musculaire, les souffrances physiques ou morales, agissent sur le sang en rompant l'équilibre qui doit exister entre la proportion des globules et celle de la fibrine; elles augmentent la quantité des premiers en diminuant celle de la seconde.

Nous devons nous demander maintenant ce qui résultera de cette diminution de la fibrine; il est peut-être bien téméraire de notre part d'essayer de résoudre cette question, lorsque nous lisons dans M. Cl. Bernard, l'éminent professeur du Collége de France, « qu'il est impossible, jusqu'à présent, de comprendre l'état pathologique qui serait occasionné par les variations de quantité de fibrine » (2). Nous allons cependant essayer de nous servir des faits acquis à la science par les travaux de Magendie, par les observations de M. Cl. Bernard lui-même, pour résoudre la moitié de la question, en expliquant ce qui se passe quand la fibrine diminue.

Magendie ayant fait de nombreuses expériences sur les animaux vivants, pour voir quelle était l'influence de la défibrination du sang sur les phénomènes de la vie, est arrivé à conclure que la diminution de la fibrine du sang favorisait l'apparition des congestions san-

---

(1) *Comptes rendus*, 1850, t. XXXI, p. 59.

(2) Cl. Bernard, *Liquides de l'organisme*, t. I, p. 479.

guines et des hémorrhagies. Voici en quoi consistaient les expériences de Magendie : Une saignée de 500 grammes était faite à un animal ; par le battage le sang était défibriné, puis réintroduit dans les vaisseaux ; la même expérience était répétée plusieurs jours de suite, et chaque jour en trouvait des proportions considérables de fibrine, mais douée de propriétés nouvelles et se rapprochant de l'albumine ; c'était la néo-fibrine qu'on considère maintenant comme étant de l'albuminose. Bientôt les animaux mouraient d'hémorrhagies, et présentaient à l'autopsie des congestions considérables des principaux viscères.

M. Cl. Bernard est arrivé à la même conclusion par un autre procédé de recherches, par l'examen microscopique comparatif de la circulation dans la patte d'une grenouille à l'état normal, et lorsqu'on a défibriné le sang ; dans le premier cas, on voit les globules circuler, suspendus à peu près uniformément dans le sérum ; dans le second cas au contraire, on voit les globules tomber à la partie la plus déclive, tandis qu'à la partie supérieure circule du sérum presque pur. La fibrine du sang y maintient donc les globules suspendus, de manière que la circulation puisse s'effectuer ; si elle diminue, il se produit une obstruction par accumulation de globules, non pas dans les gros troncs, mais dans les capillaires, dans les organes parenchymateux, tels que la rate, le foie, le poumon ; nous savons en effet combien ces organes sont sujets aux congestions passives dans les maladies où la proportion de fibrine diminue, la fièvre typhoïde par exemple.

Ainsi la diminution de la fibrine nous rend compte des congestions viscérales, des varicosités capillaires signalées à la face, de la congestion des muqueuses pharyngée, stomacale, intestinale, vésicale, ainsi que des catarrhes qui peuvent accompagner ces congestions des muqueuses.

Mais ce n'est pas tout : M. Andral a établi, dans son *Essai d'hématologie pathologique*, qu'il y avait fréquemment des hémorrhagies dans les maladies où la fibrine était diminuée, telles que la fièvre typhoïde, le scorbut, le purpura hémorrhagique. Les hémorrhagies

que nous avons indiquées comme pouvant être la suite de la dyscrasie veineuse s'expliquent donc tout naturellement.

En général les malades en éprouvent un grand bien, et cela se comprend, puisque nous avons vu que les hémorrhagies avaient pour
résultat de diminuer la proportion des globules, et de permettre
ainsi à la fibrine de reprendre ses droits et son rôle dans la circulation.

Il semble que la nature ait placé dans le mal même les moyens
d'arriver à sa guérison naturelle, puisque nous voyons l'excès des
globules amener la diminution de la fibrine ; cette diminution causer
des congestions sanguines suivies d'hémorrhagies, dont le résultat
est de rétablir l'équilibre rompu. Pour que ce résultat heureux soit
atteint, il faut que l'hémorrhagie reste dans de justes limites, car si
elle était excessive, le but serait dépassé, l'équilibre de nouveau
rompu en sens contraire, et on arriverait à un état morbide souvent
pire que le premier, à l'anémie et à l'hypérinose.

Il est évident aussi que pour avoir un résultat favorable, cette
hémorrhagie doit avoir lieu par un organe où elle ne cause pas d'accidents plus graves que ceux qu'elle a pour but de combattre, et
nous devons reconnaître, avec Stahl, que le siége le plus favorable
de ces hémorrhagies est la fin de l'intestin, le rectum, dont les fonctions purement excrétoires ne risquent rien à être légèrement entra-
vées ; si au contraire ces hémorrhagies, ou seulement les congestions
qui les précèdent, se passent dans des organes importants, essentiels
à la vie, tels que l'estomac, la rate, le foie, les poumons, le cerveau,
on sera exposé à tous les troubles que nous avons énumérés dans la
symptomatologie et quelquefois à des accidents d'une gravité fou-
droyante, comme une hématémèse, une hémoptysie, ou une hémorrhagie cérébrale promptement mortelles.

Si l'on admet notre manière de voir, la périodicité de certains flux
hémorrhagiques sera facile à comprendre : supposons qu'un individu pléthorique perde spontanément une certaine quantité de sang
par le rectum, la proportion des globules diminue, celle de la

fibrine augmente, et l'équilibre se trouve momentanément rétabli ; comme la régénération des globules est lente à se faire, il se passera un certain temps avant que la proportion en devienne assez considérable pour ramener le sang à l'état d'hypinose qu'il avait lorsque l'hémorrhagie s'est produite ; mais, quand une fois le sang sera revenu à cet état, une nouvelle hémorrhagie se produira, et on comprend que si la quantité de sang perdue est la même, toutes choses étant égales d'ailleurs, le genre de vie restant le même, il faudra un laps de temps égal pour réparer une perte égale. Ce que nous disons des hémorrhagies spontanées peut également s'appliquer aux hémorrhagies artificielles, aux saignées par exemple, qu'il faut avoir bien soin de ne pas omettre au moment voulu, quand l'habitude en a été prise depuis longtemps ; en effet, ici le danger serait bien plus grand que dans les hémorrhagies naturelles ; un organe qui a été déjà souvent le siége d'une fluxion et d'une hémorrhagie sera toujours disposé à se congestionner de nouveau spontanément, quand reviendront les conditions qui avaient donné lieu aux congestions précédentes, et on peut jusqu'à un certain point abandonner la marche de ces hémorrhagies à elles-mêmes, en les surveillant toutefois ; quand il s'agit d'une saignée, c'est bien différent, la veine ne peut pas, à un moment donné, s'ouvrir d'elle-même, et comme il n'y a pas dans ces cas d'organe habitué à une congestion hémorrhagique, l'effort se fera au hasard, pour ainsi dire, et pourra porter sur le poumon, le cerveau, ou l'estomac, aussi bien que sur le rectum.

On pourrait, jusqu'à un certain point, comparer la périodicité de ces congestions et de ces hémorrhagies à l'intermittence de certaines sources naturelles, disposées de manière à représenter un siphon intermittent ; lorsque par l'accumulation du liquide dans le réservoir, la petite branche se trouve remplie, le siphon est amorcé, et l'écoulement commence, pour s'arrêter dès que la petite branche ne plongera plus dans l'eau. L'écoulement recommencera lorsque le siphon sera de nouveau amorcé par l'élévation du niveau de l'eau, et on comprend que si les conditions d'arrivée de l'eau restent les mêmes, il faudra toujours le même temps pour que l'eau atteigne le même niveau, ce qui déterminera des écoulements à époque fixe.

Il y a encore un symptôme caractéristique de la dyscrasie veineuse, dont nous n'avons pas donné l'explication, c'est la coloration jaune, plus ou moins foncée, de la peau et des conjonctives oculaires ; nous en trouvons l'explication toute naturelle dans un fait qui a été signalé, pour la première fois, par mon maître et ami, M. Gubler, en 1857 ; je veux parler de la possibilité de l'ictère sans que la *biliphéine,* matière colorante de la bile, entre pour rien dans sa production, l'*hémaphéine,* matière colorante jaune du sérum, produisant, par son augmentation dans le sang, la coloration de la peau, des muqueuses, comme on l'observe dans l'ictère vrai ; quelquefois la teinte est seulement subictérique, mais quelquefois aussi elle simule l'ictère vrai à s'y méprendre : ainsi, pendant mon internat à Beaujon, j'ai vu plusieurs cas d'ictères hémaphéiques, qui auraient certainement été pris par tout le monde pour des ictères vrais, tant la coloration était intense et franchement jaune ; le caractère différentiel que M. Gubler a donné pour distinguer cet ictère faux de l'ictère vrai consiste en ce que les urines hémaphéiques ne donnent pas, par l'acide nitrique, la belle coloration verte, réaction caractéristique de la biliphéine, mais se colorent seulement en rouge-brun.

Il nous faut maintenant établir comment, dans la dyscrasie veineuse, il peut, il doit même y avoir augmentation de la proportion d'hémaphéine du sang ; nous avons dit qu'à l'état normal, la fibrine est destinée à être éliminée du sang sous l'influence des globules, qui, chargés d'oxygène, la transforment en urée, et en autres matières excrémentitielles, parmi lesquelles l'hémaphéine. A l'état normal, ces matières ne révèlent leur présence dans le sang par aucun symptôme, parce qu'elles y sont en petite quantité, et que, grâce à l'activité des sécrétions, elles sont promptement éliminées, soit telles qu'elles sont dans le sang, c'est le cas de l'urée,

soit après avoir subi, de la part de l'organe sécréteur, une modifica-
tion qui en fait un autre corps, c'est le cas de l'hémaphéine que le
foie élimine après l'avoir transformée en biliphéine. Dans la dyscrasie
veineuse, la plus grande proportion des globules amenant une des-
truction plus grande de fibrine, il doit y avoir dans le sang une plus
grande quantité des résidus de cette combustion ; et, comme, d'un
autre côté, l'activité fonctionnelle des sécrétions est diminuée, il est
évident qu'il reste dans le sang une certaine quantité de produits
excrémentitiels qui lui donnent une ressemblance très-grande
avec le sang veineux. Cette accumulation d'impuretés dans le
sang arrivera d'autant plus facilement, qu'en général la peau,
chargée pour une bonne part de leur élimination, fontionne mal,
et que la constipation met encore obstacle à leur excrétion par
l'intestin.

Maintenant que nous connaissons mieux la nature de la dyscrasie
veineuse, nous pourrons comprendre un fait qui nous a souvent
frappé dans les hôpitaux : il est vulgaire de désigner sous le nom
d'*apoplectiques* les individus à cou court, rouges en couleur, qui
semblent tout près d'être frappés d'un coup de sang, et cependant,
dans la pratique journalière, on voit bien des apoplectiques maigres,
jaunes, secs, présentant en un mot tous les caractères opposés à
ceux du tempérament apoplectique. Si ces malades sont atteints
de dyscrasie veineuse, leur tendance aux hémorrhagies s'explique
tout naturellement par la diminution de la fibrine de leur sang,
qui, comme nous l'avons vu, cause des congestions capillaires dont
la répétition fréquente dans un organe aussi délicat que le cerveau peut amener son ramollissement et consécutivement l'hémorrhagie.

Nous avons dit, dans la définition de la dyscrasie veineuse, qu'il
y avait augmentation de la proportion d'albumine du sang ; cela
s'explique par deux raisons : 1° par le genre de vie des malades,
car en général le sang est plus riche en albumine chez les per-

sonnes qui se nourrissent bien, que chez celles qui vivent mal (1), ainsi que cela résulte des expériences de Schmidt; 2° d'après MM. Becquerel et Rodier, il y aurait antagonisme entre la proportion de fibrine et celle d'albumine ; souvent l'augmentation de l'un de ces produits représenterait exactement le défaut de l'autre, de sorte qu'on pourrait être amené à penser que la fibrine ne serait qu'une transformation de l'albumine. Il est donc facile de comprendre que, si par suite du défaut d'activité fonctionnelle des tissus, il se forme moins de fibrine qu'à l'état normal, il restera de l'albumine en excès dans le sang.

IX. Traitement. — Dans le traitement, nous devons avant tout tenir compte de la nature des causes que nous avons étudiées plus haut.

Les préceptes hygiéniques ont été si bien établis par Stahl, que nous n'insisterons pas longuement sur eux; nous ferons seulement remarquer combien est rationnel ce grand génie dans les indications qu'il pose: ainsi il proscrit une nourriture trop substantielle, et particulièrement les matières grasses dans les cas qui nous occupent ici ; or les observations de Popp, de Simon, de Thompson, ont montré que les matières grasses, et particulièrement l'huile de foie de morue, avaient une grande influence sur la production des globules du sang; de plus, si la respiration est insuffisante, comme cela arrive dans toutes les professions sédentaires, l'économie ne se débarrasse pas des matières grasses que lui fournit la digestion, et celles-ci en augmentant dans le sang, viennent ajouter à l'altération de sa crase.

Stahl recommande encore l'exercice musculaire comme devant rendre le sang plus fluide : l'explication n'est pas juste, puisque l'exercice rend le sang plus riche en fibrine ; mais c'est précisément

---

(1) Milne-Edwards, *loc. cit.*, p. 277.

cette augmentation de fibrine qu'il faut amener. L'explication de Stahl devait nécessairement différer de la nôtre, puisqu'il attribuait à l'épaississement du sang les congestions que nous attribuons à sa défibrination. De même lorsqu'il conseille la saignée, c'est pour diminuer la masse du sang, tandis que nous voyons dans la saignée un moyen de rétablir l'équilibre entre la proportion des globules et celle de la fibrine. Mais peu importe l'épithète qu'on ajoute à la saignée; si elle est indiquée, si elle améliore l'état du malade, on doit y recourir, quitte à chercher plus tard l'explication de la manière dont elle agit. En un mot, nous pensons que mieux vaut un traitement empirique, dont l'expérience a confirmé la convenance, et qui guérit le malade sans qu'on sache pourquoi, qu'un traitement bien rationnel qui devrait guérir, d'après les raisonnements qui ont conduit à le formuler, mais qui souvent agit tout à l'opposite.

On recommandera les fruits cuits et crus, si l'estomac les supporte, et on usera de préférence des fruits rouges.

On combattra la constipation par des lavements tièdes ou froids; lorsqu'elle est opiniâtre, les douches ascendantes pourront arriver à en triompher. On devra surtout s'attacher à réveiller les fonctions de la peau; pour cela, on emploiera des bains généraux, chauds ou froids, suivant les circonstances; les bains russes, le massage, les frictions-sèches, l'usage de la flanelle. Mais la médication que nous ne saurions assez recommander, c'est l'hydrothérapie, qui agit puissamment pour activer la circulation périphérique, réveiller les fonctions cutanées, et dont l'influence heureuse sur les congestions viscérales a été parfaitement prouvée par les travaux de M. L. Fleury.

Pour agir dans le même sens, on devra choisir une habitation sèche, bien aérée, exposée au midi; faire en plein air des exercices gymnastiques réguliers, dans lesquels on ne dépassera pas les limites de ses forces. On se couchera tôt et on se lèvera de bonne heure.

Le traitement moral consistera à faire cesser, si cela est possible, les chagrins, les préoccupations de toute nature, qui, en absorbant les malades, dépriment la vie des tissus. C'est dans de telles circonstances qu'on pourra voir l'*amour médecin* triompher d'une maladie rebelle aux ressources de l'art. Si l'état morbide a succédé à des travaux intellectuels excessifs, on devra ordonner de cesser tout travail d'esprit; si au contraire c'est la paresse, l'inactivité qui a engendré le mal, on pourra chercher une distraction utile dans les travaux intellectuels ou les affections morales.

Les voyages à pied, surtout dans les montagnes, pourront avoir une très-heureuse influence sur le retour de la santé, puisqu'ils procureront à la fois l'exercice musculaire, la distraction, le bon air, et l'admiration de la belle nature.

Dans la partie médicale du traitement, on devra s'attacher à favoriser les excrétions capables de combattre les accidents de la dyscrasie veineuse. On emploiera avec avantage les purgatifs doux, tels que les sulfates, les tartrates, les tamarins; ou les purgatifs drastiques, tels que la rhubarbe, le séné, l'aloès; on pourra aussi employer les diurétiques et les sudorifiques.

Chez les femmes mal réglées, on tâchera de ramener, de régulariser le flux menstruel. Dans ce but, nous avons souvent vu employer avec avantage les préparations iodurées; seulement il faut en user avec modération, pour n'être pas exposé à amener une perte.

Chez les hommes, on devra favoriser les flux hémorrhoïdaux s'ils ont des hémorrhoïdes, et leur en provoquer s'ils n'en ont pas.

Si le malade appartient à une famille de goutteux, d'herpétiques, souvent, en provoquant les accidents de la diathèse qui lui est transmise par hérédité, on fera cesser les accidents de la dyscrasie veineuse.

Nous conseillerons de ne recourir à la saignée que dans les cas urgents, lorsque le mal est trop profond pour qu'on puisse espérer le combattre suffisamment vite par les moyens que nous avons indiqués plus haut; nous avons déjà dit pourquoi les saignées étaient plus à redouter que les hémorrhagies spontanées, orsque, devenues périodiquement nécessaires, on a le malheur de les négliger; nous n'y reviendrons pas. Nous donnons la préférence à l'application de sangsues à l'anus, parce que, tout en soustrayant une certaine quantité de sang, on fluxionne le rectum et on peut arriver à déterminer des hémorrhoïdes. Les ventouses scarifiées sont aussi quelquefois très-utiles.

Parmi les médicaments, outre ceux que Stahl indique, nous recommanderons l'eau de laurier-cerise, la ciguë, la belladone, la noix vomique, à petites doses.

Nous arrivons à la partie la plus importante du traitement de la dyscrasie veineuse, à la connaissance des eaux minérales qui peuvent combattre ses accidents. Presque toutes les eaux pourraient être citées, et, avant d'entrer dans le détail et de prôner telle ou telle nature d'eaux contre l'affection qui nous occupe, disons que ce qui fait le grand succès des eaux minérales prises à la source, c'est le changement d'air, la distraction des voyages, la fatigue modérée des promenades soit à pied, soit à cheval, la régularité des repas, où la chère n'est pas généralement très-recherchée, l'absence des veilles prolongées.

Si, indépendamment de ces avantages immenses, et que tous les endroits d'eaux présentent plus ou moins, nous cherchons à entrevoir l'action physiologique des diverses eaux, nous pourrons les diviser en plusieurs groupes :

1° Les eaux évacuantes, qui modifient la crase du sang en provoquant des excrétions naturelles. Suivant les principes dominants de ces eaux, les excrétions auront lieu par tel ou tel organe ; ainsi les eaux où dominent les carbonates de soude et de potasse agissent sur les reins (Carlsbad, Kissingen, Ems). Les eaux chlorurées agissent surtout en provoquant des excrétions intestinales.

Les eaux sulfureuses peuvent être considérées comme évacuantes par leur action élective sur la muqueuse pulmonaire.

2° Les eaux qui ont une action métastatique, et transportent, sur un point où elle n'aura pas de danger, une congestion qui affecte un organe essentiel. Dans ce groupe, nous trouvons des eaux sulfureuses, sulfatées, chlorurées, qui déterminent des poussées à la peau, comme les eaux de Baden-Baden, de Louesche, d'Aix; ou qui agissent sur le rectum, comme les eaux de Marienbad, de Capverne, de Vichy, de Plombières. On devra apporter le plus grand soin dans l'emploi des eaux minérales, afin de ne pas dépasser le but utile; aussi ne faudra-t-il pas les continuer trop longtemps, de peur d'arriver à une intoxication. Cette raison nous fera toujours, à moins d'indications bien positives, préférer l'hydrothérapie aux eaux minérales; car c'est une médication qu'on peut continuer en tout temps sans aucun danger, et qui, après avoir guéri la maladie, peut rester, dans les usages de la vie, comme moyen hygiénique de prévenir son retour.

www.ingramcontent.com/pod-product-compliance
Ingram Content Group UK Ltd.
Pitfield, Milton Keynes, MK11 3LW, UK
UKHW021435090726
13657UKWH00003B/1094